Karl-Heinz Schulz · Axel Helmstädter

Fachlatein

Pharmazeutische und Medizinische
Terminologie

Karl-Heinz Schulz · Axel Helmstädter

Fachlatein

Pharmazeutische und Medizinische Terminologie

Ein Lehr- und Handbuch für Pharmaziestudenten, PTA, PKA und Drogisten

15., überarbeitete Auflage

Govi-Verlag

Bibliografische Information der Deutschen Bibliothek

Die Deutsche Bibliothek verzeichnet diese Publikation in der Deutschen Nationalbibliografie; detaillierte bibliografische Daten sind im Internet über

http://dnb.ddb.de

abrufbar.

ISBN 978-3-7741-1068-7

15., überarbeitete Auflage 2007

Gesamtherstellung: Druckhaus »Thomas Müntzer« Bad Langensalza

Printed in Germany

Vorwort

Ziel dieses, nunmehr bereits in 15. Auflage vorliegenden Lehrbuches ist es, die Grundlagen für einen sicheren Umgang mit der traditionell gewachsenen, im Lateinischen wurzelnden Fachsprache von Pharmazie und Medizin zu legen. Dies betrifft medizinische bzw. pharmazeutische Assistenzberufe ebenso wie Hochschulabsolventen. Besondere Berücksichtigung finden die Anforderungen von Berufsfachschulen sowie der Stoffplan der universitären Lehrveranstaltung »Pharmazeutische und Medizinische Terminologie« nach der Approbationsordnung für Apotheker. Die chemische Nomenklatur der »International Union of Pure and Applied Chemistry« (IUPAC) wird hier nicht ausgeführt; hierfür bestehen eigene Lehrbücher.

Die Darstellung der lateinischen Formenlehre wird so dargeboten, dass dem Anfänger ein leichtes Erlernen der Grundlagen lateinischer Grammatik möglich ist. Darüber hinaus dient das Buch dem Erlernen spezifischer Fachbegriffe aus Pharmazie und Medizin sowie zur Auffrischung bereits vorhandener Kenntnisse im Rahmen der eigenen Fortbildung.

Grundlage sind die zurzeit gültigen Arzneibücher, das Synonymverzeichnis zum Arzneibuch, der Deutsche Arzneimittel-Codex, das Neue Rezeptur-Formularium und weitere für die Apothekenpraxis wichtige Vorschriften und Normen.

Wegen der hohen praktischen Bedeutung wurde die Terminologie apothekenüblicher Chemikalien und Arzneistoffe nun in einem eigenen Kapitel zusammengefasst. Es wird ergänzt durch Ausführungen zur Benennung synthetischer Arzneistoffe in Fertigarzneimitteln.

Schließlich konnte manche Ungereimtheit früherer Auflagen korrigiert werden; für entsprechende Hinweise danken wir vor allem Herrn Dr. Helmut Reuß, Schweinfurt, sowie zahlreichen Studentinnen und Studenten.

Für Anregungen und Verbesserungsvorschläge sind wir auch weiterhin dankbar.

Teltow/Eschborn, im Februar 2007

Verfasser und Verlag

Inhaltsverzeichnis

1 Einleitung

1.1 Zusammensetzung der pharmazeutischen Fachsprache

Das Wort »lateinisch« (latinus) ist eine Ableitung von Latium, dem Namen der Landschaft Mittelitaliens, in der Rom liegt. Unter der lateinischen Sprache verstehen wir aber nicht mehr die Mundart Latiums, sondern die daraus entwickelte Sprache der Römer. Sie ist durch das klassische römische Schrifttum unsterblich geworden und wird in dieser Form noch jetzt in den Schulen gelehrt. Sie liegt auch der kurzen grammatischen Formenlehre dieses Buches zugrunde.

Anders steht es mit dem Wortschatz. Es gibt bis zum heutigen Tag das Latein als lebende Sprache in Staat und Recht, in Kirche und Wissenschaft. Dieses Latein hat im Laufe der Jahrhunderte Veränderungen erfahren. Es hat die Bedeutung mancher Wörter gewandelt, zu alten Wörtern neue Ableitungen gebildet, neue Wörter erschaffen und aus anderen Sprachen sich Fremd- und Lehnwörter einverleibt. So steht es auch mit dem lateinischen Wortschatz der Pharmazie. Er hängt aufs Engste zusammen mit dem der Medizin, der Botanik, der Zoologie und der Chemie. Neben Wörter lateinischer Herkunft treten fast gleich viele Wörter griechischer Herkunft. Gerade auf dem Gebiet der Heilkunde waren die Griechen bahnbrechend.

Ihre Wörter haben meist lateinische Betonung und Endung erhalten; wir erkennen sie aber an Lauten, wie th, ph, rh, z, y, und an manchen häufig wiederkehrenden Vorsilben, wie anti – gegen, epi – auf, eu – gut, an – un (verneinend), poly – viel, hydro – Wasser, aber hidro – Schweiß. Manche Wörter kommen in lateinischer *und* griechischer Betonung vor, so Sinăpis und Sinapis. Aus anderen Ländern wurden beispielsweise folgende Wörter übernommen: Gummi (Ägypten), Alkohol, Elixi(e)r (Arabien), Dragee, Pipette (Frankreich). Außerdem kommen aus der Alten Welt exotische Drogen, wie Kubeben und Koloquinten, Tolu- und Gurjunbalsam und Katechu, und aus der Neuen Welt Hamamelis, die Rinde Quina (»Chinarinde«), Sassafras, das Guajak-Harz und das Harz Jalapa. Neben die mehr oder weniger latinisierten Formen dieser fremden Wirkstoffe (die meisten der fremdartigen Namen bleiben undekliniert, z. B. Agar-Agar, Kakao) treten die im Laufe der Zeit sich stark vermehrenden Ausdrücke des mehr sinnvollen als sprachschönen Chemielateins (s. Kapitel 6) und die griechisch-lateinische Nomenklatur des Arztes, oft in der Form des Fremdwortes mit den Endungen -ie, -ion usw. In jüngerer Zeit erlangten, vor allem in der Pharmazeutischen Technologie, vermehrt Begriffe englischen Ursprungs Bedeutung. So ergibt der Wortschatz des Pharmazeuten im Ganzen das Bild eines Sprachgemischs, das in der Praxis außerdem den wandelbaren Sprachgepflogenheiten angepasst wird.

1.2 Einige grundlegende Begriffe

Die Begriffe Pharmazie und Apotheke sind – wie an den Buchstabenkombinationen ph und th ersichtlich – griechischen Ursprungs. »Pharmakon« bedeutet dabei gleichzeitig »Arzneimittel« und »Gift«; schließlich ist es meist nur eine Frage der Dosis, ob ein Stoff heilsam oder toxisch wirkt. Das Wort »Apotheke« bezeichnete ursprünglich nichts anderes als einen Lagerraum (griechisch apotithenai – lagern, aufbewahren). Im Laufe der Geschichte engte sich der Wortsinn auf Lagerstätten für Arzneimittel ein. Bis Ende des 19. Jahrhunderts hatte indes neben dem Lagern die Herstellung von Arzneimitteln in Apotheken eine große Bedeutung. Der Arbeitsraum des Pharmazeuten glich eher einer Werkstatt (lateinisch officina) als einem Ladenlokal; trotz des inzwischen eingetretenen Strukturwandels wurde der Begriff »Offizin« als Bezeichnung für den öffentlich zugänglichen (Verkaufs-)Raum einer Apotheke beibehalten. In Arzneibüchern aufgeführte, also typische Bestandteile des Waren- und Rohstofflagers einer Apotheke nennt man folgerichtig offizi*n*ell (nicht offiziell!).

Manche deutsche Begriffe haben in der Fachsprache eine andere Bedeutung als in der Umgangsprache; wichtigstes Beispiel ist das Wort »Droge«, das in der Apotheke nicht mehr bedeutet als »getrockneter Pflanzenteil«. Pfefferminzblätter oder Kamillenblüten wird jeder Pharmazeut, jedoch kein Laie als »Droge« einordnen. Drogen, Chemikalien und Salbengrundlagen werden in sogenannten »Standgefäßen« aufbewahrt. Die »Abgabe« von Artikeln ohne ärztliche Verschreibung heißt »Handverkauf« (umgangssprachliche Abkürzung: HV); entsprechend haben Apotheken keine »Theken«, sondern »Handverkaufs(HV)-Tische«.

1.3 »Alte lateinische Bezeichnung und neue lateinische Bezeichnung«

Arzneibücher (Pharmakopöen) waren bis weit ins 19. Jahrhundert hinein vollständig in lateinischer Sprache abgefasst. Heute führen die meisten nationalen Pharmakopöen eine lateinische Drogen- oder Substanzbezeichnung noch im Titel oder Untertitel auf. Nahezu ausschließlich in lateinischer Arzneibuchnomenklatur beschriftet sind jedoch die Standgefäße der meisten Apotheken, sodass die genaue Kenntnis der Bezeichnungen unabdingbar ist. Mit dem ersten europäischen Arzneibuch wurde in den 1970er-Jahren die von der deutschen Tradition abweichende »neue lateinische Bezeichnung« romanisch-englischer Tradition europaweit eingeführt.

Sie hat sich jedoch in Deutschland bis heute nicht durchgesetzt und die »alte lateinische Bezeichnung« deutscher Tradition ist immer noch gebräuchlich. Für Studierende ergibt sich somit die Notwendigkeit, sich beide Varianten einzuprägen; in den entsprechenden Kapiteln wird darauf eingegangen. Die »alte lateinische Bezeichnung«, »neue lateinische Bezeichnung«, Bezeichnung nach AMG § 10 (6) und deutsche Bezeichnung sind im sogenannten Synonymverzeichnis gegenübergestellt, das in jeder Apotheke vorhanden und in Zweifelsfällen maßgeblich ist.

2 Schreibweise, Aussprache und Betonung

2.1 Schreibweise

Im Lateinischen werden alle Eigennamen und Ableitungen davon mit großem Anfangsbuchstaben geschrieben. Alle übrigen Wörter schreibt man klein. In der »alten lateinischen Bezeichnung« werden alle Substantive (Hauptwörter) sowie adjektivische Eigen- und Städtenamen groß –, alle anderen Wörter kleingeschrieben. In der »neuen lateinischen Bezeichnung« schreibt man gewöhnlich nur den Anfangsbuchstaben einer (einfachen oder zusammengesetzten) Bezeichnung groß. Die lateinischen Buchstaben entsprechen den deutschen und werden auch so benannt.

2.2 Lautwert der Buchstaben

Vokale

Jeder Vokal kann kurz oder lang sein (vgl. Holz–rot, Mann–Magen). Die langen und die kurzen Vokale sind in der Aussprache zu unterscheiden. Bei besonderer Kennzeichnung langer Vokale wird ein Strich über den Vokal gesetzt. Dieser Strich bleibt in der gewöhnlichen Schreibweise weg.

	Lang (–)		*Kurz*	
a	Bārium	Barium	Cạlcium	Calcium
e	Lēvịsticum	Liebstöckel	Ạdeps	Fett
i	Stịbium	Antimon	Cịtrus	Zitrusfrucht
o	Ōs	Mund	Ọs	Knochen (Bein)
u	Ūva	Traube	Cụrcuma	Gelbwurz
y	salic(y)licus (Sprich ụ̈)	salicylsauer	Cydọnia	Quitte

Diphthonge (Doppellaute)

æ (ä)	Haemostypticum	Blutstillendes Mittel
œ (ö)	Foenịculum	Fenchel
au	Aurum	Gold
eu	Neurịtis	Nervenentzündung

Wenn über dem einen von zwei zusammenstehenden Vokalen ein Trema (Trennungszeichen) steht, so wird jeder Laut für sich gesprochen, z. B. Benzoë – Benzo-e. Das Arzneibuch schreibt diese Trennungszeichen nicht; sie werden aber in der »Aussprache« berücksichtigt. Sprich aus: Ọle-um, Ịle-us, Case-ịnum, Rhe-um, Ạbi-es, Coca-ịnum, Trache-ịtis, re-iterạre, Copa-ịva, rọse-us, Hämorrho-ịden; ie wird im Latein getrennt gesprochen: Abi-es, leni-ens.

Konsonanten

Halbvokale:

i	sprich-j-	Iodum – Jod
u	sprich-w-	nach q und gu vor Vokalen
		spr. Aqua (akwa) – Wasser
		spr. Unguẹntum (ung-gwentum) – Salbe
v	sprich-w-	Vinum (winum) – Wein

Hauchlaut:

h	Herba – Kraut

Fließlaute:

l	Liquor – Flüssigkeit
r	Resịna – Harz
rh	(griech.) Rhizọma – Wurzelstock

Reibelaute:

f	(griech. ph) Ferrum	Eisen
	Phọsphorus	Phosphor
s	Semen	Samen

Nasenlaute:

m	Linimẹntum	Liniment
n	Nitrogẹnium	Stickstoff

Verschlusslaute	*Stimmhaft, weich*	*Stimmlos, hart*
a) Lippen- laute	b Herba – Kraut	p Pịlula – Pille
b) Zahnlaute	d Mẹdicus – Arzt	t, th Tịlia – Linde Thymus – Thymian
c) Gaumen- laute	g Granum – Korn	k (griech.), c, x, ch, q Klimaktẹrium – Wechseljahre der Frau Cortex – Rinde Charta – Papier Ạqua – Wasser

Ch und th waren ursprünglich stimmlose Laute mit Behauchung, bei denen das h wirklich gesprochen wurde; diese Feinheit in der Aussprache ist früh geschwunden.

Abweichende Aussprache von c, ch und ti – nach neuerer Sprechweise

c wird *vor* hellen Lauten – e, i, y, ae, oe, eu – wie z gesprochen
Beispiele: Acetọnum – Aceton, Cysteịnum – Cystein, Cetạceum – Walrat

c wird *vor* den anderen Lauten wie k gesprochen
Beispiele: Cạlcium – Calcium, colloidạlis – kolloid, fein verteilt, Crọcus – Krokus, islạndicus – isländisch, Cụprum – Kupfer, Ipecacuạnha – Brechwurz, Clạvus – Hühnerauge

ch wird *nach* e, i, y, ae, eu, ue und *vor* diesen Lauten wie in *ich* gesprochen
Beispiele: Chelidọnium – Schöllkraut, Chinịnum – Chinin, Lịchen – Moos, Flechte

ch wird, wenn dem ch ein a, o oder u vorausgegangen ist, wie in *ach* gesprochen
Beispiele: Stomạchicum – Magenmittel, Arạchis – Erdnuss

ch wird *im Anlaut vor* a, o, u, l, r wie k gesprochen
Beispiele: Chamomịlla – Kamille, Cholagọgum – Gallenmittel, Chlorum – Chlor, Chrọmium – Chrom, Cholesterọlum – Cholesterol

ti wird *vor Vokalen* wie »zi« gesprochen
Beispiele: Gentiạna – Enzian, Liquirịtia – Süßholz, Laxạntia – Abführmittel, Essẹntia – Essenz

2.3 Betonungsregeln

Das Latein hat die folgenden strengen Betonungsregeln:

- Zweisilbige Wörter werden auf der *ersten Silbe betont.*
- Drei- und mehrsilbige Wörter werden auf der *vorletzten Silbe betont*, wenn die *vorletzte Silbe lang* ist.
- Drei- und mehrsilbige Wörter werden auf der *drittletzten Silbe betont*, wenn die *vorletzte Silbe kurz* ist.

Als lang gilt eine Silbe, wenn sie einen Vokal hat (»Naturlänge«), z. B. miscẹre (mischen), aber repẹtere (wiederholen); Formịca (Ameise), aber Ạrnica. Alle Diphthonge gelten als lang: Cratạegus (Weißdorn). *Als lang gilt eine Silbe*, wenn auf ihren Vokal zwei oder mehr Konsonanten folgen (»Positionslänge«), z. B. Genịsta – Ginster (-qu- sprich -kw-, -x- sprich -ks- und -z- sprich -ts- gelten als zwei Konsonanten).

Nicht verlängert wird eine Silbe durch b, d, g und p, t, k mit nachfolgendem -l- oder -r-. *Betone also:* quạdruplex – vierfach, aber decẹmplex – zehnfach.

Hẹrbae – die Kräuter, Herbạrum – der Kräuter

Amylẹnum – Amylen-
Amỵlium – Amyl-
Ạmylum – Stärke

Zur Klärung der Betonung erhalten in diesem Lehrbuch einige Begriffe einen Punkt unter dem Vokal bzw. bei Doppellauten unter dem zweiten Vokal der Vokalverbindung der betonten Silbe. Der Betonungspunkt wird – wie der Längsstrich – in der gewöhnlichen Schreibweise nicht gesetzt.

3 Fachausdrücke der Formenlehre

3.1 Nomen (deklinierbares Wort; Mehrzahl: lat. Nomina)

Substantiv – Hauptwort (Herba – das Kraut)
Adjektiv – Eigenschaftswort (amarus, -a, -um – bitter)
Numeral – Zahlwort (duo – zwei), meist undeklinierbar

Durch die Endung eines Nomens werden ausgedrückt:

- der *Kasus* – der Fall

1. Fall Nominativ – Frage: Wer? oder Was?
2. Fall Genitiv – Frage: Wessen?
3. Fall Dativ – Frage: Wem?
4. Fall Akkusativ – Frage: Wen? oder Was?
5. Fall Vokativ – (Anredefall)
6. Fall Ablativ – Frage: Womit, Wovon, Wodurch?

Der fünfte Fall entfällt, da er für die lateinischen Bezeichnungen nicht zu verwenden ist. Der sechste Fall wird bei den lateinischen Bezeichnungen aber *bisweilen* gebraucht.

- *Numerus* – Zahl

Singular – Einzahl
Plural – Mehrzahl

- *das Genus* – das Geschlecht

Maskulinum – männliches Geschlecht
Femininum – weibliches Geschlecht
Neutrum – sächliches Geschlecht

Für das lateinische Neutrum merke: Es hat im Nominativ und im Akkusativ stets die gleiche Endung. Im Plural endet es in diesen Fällen stets mit -a-, z. B. Neutrum – Neutra, Antibiotikum – Antibiotika usw.

3.2 Verbum (konjugierbares Wort – Zeitwort; Mehrzahl: lat. Verba – Verben)

a) *Verbum finitum:* Verbformen, die konjugiert, d. h. durch Personenendungen bestimmt sind (vgl. S. 68),
b) *Verbum infinitum:* Nominalformen des Verbs; sie *können konjugiert* werden.

Das Verbum finitum drückt aus:
das *Genus verbi* – die Handlungsart, Vorgangsrichtung:

1. Aktiv – Tatform (ich lindere)
2. Passiv – Leideform (es wird gelindert)

das *Tempus* – die Zeit:
z. B. Präsens – Gegenwart (er teilt)

den *Modus* – die Aussageweise:
Indikativ – Wirklichkeitsform (er zerstößt)
Konjunktiv – Möglichkeits- und Wunschform (er zerstoße)
Imperativ – Befehlsform (zerstoße!)

den *Numerus* – die Zahl:
Singular – Einzahl (ich koche)
Plural – Mehrzahl (wir kochen)

die *Person* – erste, zweite, dritte Person:
(ich nehme, du nimmst usw.)

Nominalformen sind:
Infinitiv – Grundform
Partizip – Mittelwort

a) *des Präsens im Aktiv* (mischen, das Mischen)
b) *des Perfekts im Passiv* (mischend, gemischt, der gemischte Trank)

3.3 Partikel

Die Partikeln werden weder dekliniert noch konjugiert.
Hierunter fallen:

Adverb – Umstandswort (levissime – sehr leicht)
Konjunktion – Bindewort (et – und)
Präposition – Verhältniswort (ad – zu)

4 Substantive (Hauptwörter)

4.1 Kasusformen

Die Kasusformen der Nomina setzen sich aus dem *Wortstamm* und der *Endung* zusammen. Der Stamm drückt Begriff und Bedeutung eines Wortes aus. Die Endung zeigt Kasus, Numerus und Genus des Substantives an. Einen Artikel (Geschlechtswort) gibt es im Lateinischen nicht. Deshalb heißt: Tinctụra – »*die* Tinktur«, »*eine* Tinktur« oder einfach »Tinktur«.

Zur Erfragung der Fälle dienen die folgenden Angaben

Frage	*Kasus*	*Deutsch*	*Lateinisch*
Singular			
Wer? oder Was?	Nominativ	die Tinktur	Tinctụr-a
Wessen?	Genitiv	der Tinktur	Tinctụr-ae
Wem?	Dativ	der Tinktur	Tinctụr-ae
Wen? oder Was?	Akkusativ	die Tinktur	Tinctụr-am
Womit? Wovon? Wodurch?	Ablativ	mit der Tinktur von der Tinktur durch die Tinktur	Tinctụr-a
Plural			
Wer? oder Was?	Nominativ	die Tinkturen	Tinctụr-ae
Wessen?	Genitiv	der Tinkturen	Tinctur-ạrum
Wem?	Dativ	den Tinkturen	Tinctụr-is
Wen? oder Was?	Akkusativ	die Tinkturen	Tinctụr-as
Womit? Wovon? Wodurch?	Ablativ	mit den Tinkturen von den Tinkturen durch die Tinkturen	Tinctụr-is

4.2 Deklinationen

Wir unterscheiden bei den Substantiven nach ihrem Stammauslaut *folgende Deklinationen:* a-, o-, konsonantische, u- und e-Deklination.

Als Sonderform der konsonantischen Deklination findet die i-Deklination/gemischte Deklination (s. Abschnitt 5.4.4) bei der Bildung der lateinischen Bezeichnungen Anwendung.

Am besten erkennt man den Stammauslaut im Genitiv Plural.

herbạ-rum, foliọ-rum, radịc-um, frụctu-um, speciẹ-rum

ạ ọ kons. ụ ẹ

Der Stammauslaut ist, besonders bei den vokalischen Deklinationen, nicht in jedem Kasus erkennbar; denn Stammauslaut und Endung sind oft zu einer Einheit verschmolzen. Deshalb werden bei den Deklinationsbeispielen nicht immer die Begriffe Stamm und Endung, sondern *Wortstock* und *Wortausgang* benutzt.

Merke:

Den *Wortstock* findet man, indem man vom Genitiv Singular die Endung abstreicht: z. B. herb-ae, foli-i, radịc-is, fruct-us, speci-ẹi.

5 Grammatische Formenlehre

5.1 »a«-Deklination

Die Substantive dieser Deklination enden im Nominativ Singular auf »a«.

Genus: Femininum

Deklinationsbeispiel

Herba – das Kraut

	Wortstock	*Wort-ausgang*	*Übersetzung*
Singular			
Nominativ	Herb-	a	das Kraut
Genitiv	Herb-	ae	des Krautes
Dativ	Herb-	ae	dem Kraute
Akkusativ	Herb-	am	das Kraut
Ablativ	Herb-	a	mit dem Kraut von dem Kraut durch das Kraut
Plural			
Nominativ	Herb-	ae	die Kräuter
Genitiv	Herb-	ạrum	der Kräuter
Dativ	Herb-	is	den Kräutern
Akkusativ	Herb-	as	die Kräuter
Ablativ	Herb-	is	mit den Kräutern von den Kräutern durch die Kräuter

In der Pharmazie braucht man vor allem den Nominativ und Genitiv.

Acạcia	die Akazie
Agrimọnia	Odermennig
Althaẹa	Eibisch
Ammọnia	das Ammoniak

Ampụlla	die Ampulle
Angẹlica	Angelika-, Engelwurz
Ạqua	das Wasser
Ạrnica	Arnika, Wohlverleih
Artemịsia	Beifuß
Aspẹrula	Waldmeister
Avẹna	Hafer
Bardạna	Klette
Belladọnna	Belladonna, Tollkirsche
Bergamọtta	Bergamotte
Bẹtula	Birke
Brạctea	das Deckblatt (Hochblatt bei der Linde)
Calcạria	der Kalk
Calẹndula	Ringelblume
Cạmphora	der Campher
Cạpsula	die Kapsel
Cạrica	Feige
Cạssia	Zimt
Cera	das Wachs
Ceratọnia	Johannisbrotbaum
Chamomịlla romana	Römische Kamille
Charta	das Papier
Cịnchona	Baum der Chinarinde
Chorda	Catgut, chirurgisches Nahtmaterial
Citronẹlla	Citronell-, Lemon-, Bartgras
Convallạria	Maiglöckchen
Copaịva	Kopaivabaum
Cucụrbita	Kürbis
Cụrcuma longa	Curcuma, Gelbwurz
Diphtherịa	Diphtherie
Drọsera	Sonnentau
Dulcamạra	Bittersüß
Essẹntia	Essenz
Euphrạsia	Augentrost
Fạrfara	Huflattich
Fịstula	die Röhre
Formịca	die Ameise
Fragạria	Erdbeere
Frạngula	Faulbaum
Fumạria	Erdrauch
Gelatịna	Gelatine, Gel, Leim
Genịsta	Ginster

Gentiạna	Enzian
Glạndula	die Drüse
Gutta	der Tropfen
Hẹdera hẹlix	Efeu
Herba	das Kraut
Hora	die Stunde
Ipecacuạnha	Ipecacuạnha…, Brechwurz
Lana	die Wolle
Lavạndula	Lavendel
Liquirịtia	Süßholz
Magnẹsia	die Magnesia
Majorạna	Majoran
Malva	Malve
Massa	die Masse
Matricạria/Chamomịlla recutita	Kamille
Medicịna	die Arznei, Medizin, die Heilkunst
Melịssa	Melisse
Mentha	Minze
Mixtụra	Mischung
Myrrha	die Myrrhe
Nicotiạna tabạcum	Tabak
Oculogụttae	die Augentropfen (Plural)
Olịva	die Olive
Olla	der Topf, die Kruke
Orỵza	der Reis
Otogụttae	die Ohrentropfen (Plural)
Pasta	die Paste
Pịlula	die Pille
Pimpinẹlla	Bibernell
Placẹnta	der Kuchen
Prịmula	Primel, Schlüsselblume
Pulmonạria	Lungenkraut
Pulpa	das Mus
Pulsatịlla	Küchenschelle
Rapa	Raps
Ratạnhia	Ratanhia
Resịna	das Harz
Rhinogụttae	die Nasentropfen (Plural)
Rosa	die Rose
Rọtula	das Plätzchen
Sabịna	Sadebaum
Sạlvia	der Salbei

Saponạria	Seifenkraut
Satureja	Bohnen, Pfefferkraut
Scạtula	die Schachtel
Scilla	die Meerzwiebel
Senna	Sennesstrauch
Silva	der Wald
Simmondsia	Jojoba
Spọngia	der Schwamm
Tạbula	die Tafel
Tẹla	der Mull (Verbandmull)
Terebịnthina	das Terpentin
Terra	die Erde
Testa	die Schale
Tịlia	die Linde
Tinctụra	die Tinktur
Tormentịlla	Tormentill-, Blutwurzelstock
Tragacạntha	das Tragant
Ụrtica	die Brennnessel
Uva	die Traube
Valeriạna	der Baldrian
Verbẹna	Eisenkraut
Verọnica	Ehrenpreis
Vẹsica	die Blase
Via	der Weg
Vịola	Veilchen

5.1.1 Anleitung zur Bildung der lateinischen Bezeichnungen von Drogen und pharmazeutischen Zubereitungen

5.1.1.1 »Neue lateinische Bezeichnungen« nach romanischer Tradition

Wir übersetzen – Baldriantinktur – und bilden aus zwei Substantiven eine lateinische Bezeichnung.

1. Substantiv: Baldrian – Valeriana
2. Substantiv: Tinktur – Tinctura

Zur Bildung der »neuen lateinischen Bezeichnung« stelle man immer zwei Fragen:

1. Wessen Tinktur, Wurzel, Blatt, Blüte, Harz, Wachs, Tropfen oder Tabletten ist/sind gemeint? *Antwort:* Name der Pflanze, Chemikalie oder des Bestandteils der Zubereitung. *Dieser Name steht an erster Stelle und erhält die Genitivendung des Singulars oder Plurals. Er wird großgeschrieben.*
2. Welcher Teil einer Pflanze, welche Zubereitungsform der Pflanze oder Chemikalie ist gemeint? *Antwort:* die Tinktur, das Blatt, die Frucht, die Wurzel, die Blüte, die Salbe, die Tabletten. *Dieses Wort steht an zweiter Stelle und erhält gewöhnlich die Nominativendung des Singulars. Es wird kleingeschrieben.*

Antwort auf Frage 1: von der Baldrianpflanze – Valerianae

Antwort auf Frage 2: die Tinktur – tinctura

Lateinische Bezeichnung: Valerianae tinctura

Weitere Beispiele

Deutsche Bezeichnung	*Lateinische Bezeichnung*	*Wörtliche Übersetzung der lateinischen Bezeichnung*
Brennnesselkraut	Urticae herba	von der Brennnessel das Kraut
Birkenblätter	Betulae folium	von der Birke das Blatt
Arnikatinktur	Arnicae tinctura	von der Arnika die Tinktur
Leinsamen	Lini semen	vom Lein der Samen

Übersetzungsübung

Odermennigkraut, Angelikatinktur, Waldmeisterkraut, Sonnentaukraut.
Rosae aqua, Verbenae herba, Scillae tinctura, Gentianae tinctura.

5.1.1.2 »Alte lateinische Bezeichnungen« nach deutscher Tradition

Zur Bildung der »alten lateinischen Bezeichnungen« stelle man zunächst die Frage:

1. Welcher Teil einer Pflanze oder welche Zubereitung ist gemeint? *Antwort:* die Tinktur, die Blätter, die Früchte, die Wurzel, die Salbe etc. *Dieses Wort steht an erster Stelle und hat die Nominativendung des Singulars oder des Plurals. Es wird großgeschrieben.*

Es folgt die Frage:

2. Wessen Tinktur, Wurzel, Früchte, Blätter, Tropfen etc. ist/sind gemeint? *Antwort:* Pflanzenname. *Dieses Wort steht an zweiter Stelle und erhält die Genitivendung des Singulars oder Plurals. Es wird großgeschrieben.*

Antwort auf Frage 1: die Tinktur – Tinctura
Antwort auf Frage 2: des Baldrians – Valerianae

Lateinische Bezeichnung: Tinctura Valerianae

Weitere Beispiele:

Deutscher Name	*»Alte lateinische Bezeichnung«*	*Wörtliche Übersetzung*
Brennnesselkraut	Herba Urticae	das Kraut der Brennnessel
Birkenblätter	Folia Betulae	die Blätter der Birke
Arnikatinktur	Tinctura Arnicae	die Tinktur der Arnica

Übersetzungsübung

Übertragen Sie folgende »alte lateinische Bezeichnungen« in »neue lateinische Bezeichnungen«:

Tinctura Belladonnae, Resina Jalapae, Folia Melissae, Herba Convallariae.

5.2 »o«-Deklination

Die Substantive dieser Deklination enden im Nominativ Singular auf -us oder auf -um. Substantiva auf -us sind Masculina, Substantiva auf -um Neutra.

5.2.1 Masculinum

Sirupus – der Sirup

	Wortstock	*Wortausgang*	*Übersetzung*
Singular			
Nominativ	Sirup-	us	der Sirup
Genitiv	Sirup-	i	des Sirups
Dativ	Sirup-	o	dem Sirup
Akkusativ	Sirup-	um	den Sirup
Ablativ	Sirup-	o	mit dem Sirup von dem Sirup durch den Sirup

	Wortstock	*Wortausgang*	*Übersetzung*
Plural			
Nominativ	Sirup-	i	die Sirupe
Genitiv	Sirup-	ọrum	der Sirupe
Dativ	Sirup-	is	den Sirupen
Akkusativ	Sirup-	os	die Sirupe
Ablativ	Sirup-	is	mit den Sirupen von den Sirupen durch die Sirupe

Merke:

Bäume auf -us sind im Lateinischen Feminina. Daneben gibt es weitere Ausnahmen. So sind alle lateinischen Bezeichnungen weiblichen Geschlechts, hinter denen die Römer weibliche Gottheiten vermuteten. Die Nachsilben -ulus, -olus, -ellus, -illus sind Verkleinerungssilben.

Anus	der Ring, After
Bacịllus (auch Neutrum Bacillum)	das Stäbchen
Bolus (Femininum)	der Ton, Lehm
Bulbus	die Zwiebel
Cạlamus	Kalmus
Capịllus	das Haar
Comprẹssi (Tabulettae)	Tabletten (Plural)
Crataẹgus (Femininum)	Weißdorn

Crocus	der Safran
Dịgitus	der Finger, die Zehe
Eucalỵptus (Femininum)	Eukalyptusbaum
Fagus (Femininum)	Buche
Ficus (Femininum)	die Feige, Feigenbaum
Follịculus	die Schote
Fucus	Tang
Fungus	der Schwamm, Pilz
Globuli (Plural)	Streukügelchen
Glọbulus	die (Vaginal-)Kugel
Hellẹborus (Femininum)	Nieswurz
Hụmulus lụpulus	Hopfen
Hycoscỵamus	Hyoscyamus-, Bilsenkraut
Hyssọpus	Ysop
Junịperus (Femininum)	Wacholder
Laurus (Femininum)	Lorbeerbaum
Malus (Femininum)	Apfelbaum
Mẹdicus	der Arzt
Melilọtus	Steinklee
Mercụrius	das Quecksilber
Morbus	Krankheit
Moschus	der Moschus, das Moschustier
Myrtịllus	Heidelbeere
Ọculus	das Auge
Pastịllus	die Pastille
Phọsphorus (P)	der Phosphor
Pinus (Femininum)	Kiefer
Rịcinus	Rizinusstrauch
Rosmarịnus	Rosmarin
Rụbus fruticọsus	Brombeere
Rụbus idaẹus	Himbeere
Sambụcus (Femininum)	Holunder
Sịrupus	der Sirup
Sorbus (Femininum)	Eberesche, Vogelbeere
Strọbulus	der Zapfen
Stylus	der Stift
Succus	der Saft
Tạrtarus	der Weinstein
Thymus	Thymian
Ursus	der Bär

Übersetzungsübung

Kirschsirup, Enziantinktur, Kalmustinktur, Myrrhentinktur, Weißdornblätter, Brombeerblätter, Thymiansirup, Tang, Salbeiblätter, Belladonnablätter.

Hyoscyami folium, Ipecacuanhae radix, Betulae folium, Uvae ursi folium.

5.2.2 Neutrum

Acidum – die Säure

	Wortstock	*Wortausgang*	*Übersetzung*
Singular			
Nominativ	Ạcid-	um	die Säure
Genitiv	Ạcid-	i	der Säure
Dativ	Ạcid-	o	der Säure
Akkusativ	Ạcid-	um	die Säure
Ablativ	Ạcid-	o	mit der Säure von der Säure durch die Säure
Plural			
Nominativ	Ạcid-	a	die Säuren
Genitiv	Ạcid-	ọrum	der Säuren
Dativ	Ạcid-	is	den Säuren
Akkusativ	Ạcid-	a	die Säuren
Ablativ	Ạcid-	is	mit den Säuren von den Säuren durch die Säuren

Neutra (in Klammern: chemisches Symbol)

Abrotạnum	Eberraute
Absịnthium	Wermut
Acẹtum	der Essig
Ạcidum	die Säure
Aconịtum	Eisenhut
Aetherọleum	Ätherisches Öl
Alumịnium (Al)	Aluminium
Ammọnium $(NH_4)^+$	Ammoniumion
Ạmylum	die Stärke
Anẹthum	Dill

Anịsum	Anis
Argẹntum (Ag)	Silber
Arsẹnum (As)	Arsen
Aurạntium	Orange (Pomeranze)
Aurum (Au)	Gold
Bạlneum	das Bad
Bạlsamum	der Balsam
Bạrium (Ba)	Barium
Basịlicum	Basilikum
Bismuthum (Bi) (Bismutum)	Bismut (Wismut)
Borum (B)	Bor
Bromum (Br)	Brom
Cadmium (Cd)	Cadmium
Cạlcium (Ca)	Calcium
Cạpsicum	Spanischer Pfeffer
Capsicum acre	Cayennepfeffer
Carbọneum (C)	Kohlenstoff
Cardamọmum	Kardamomen
Carvum	Kümmel
Caryophỵllum	Nelke
Castọreum	das Bibergeil
Cellulọsum	die Cellulose
Cellulosum ligni	Verbandzellstoff
Centaụrium	Tausendgüldenkraut
Cetạceum	das Walrat
Chelidọnium	Schöllkraut
Chrọmium (Cr)	Chrom
Cichọrium	Wegwarte (Zichorie)
Cinnamọmum	Zimt
Cọlchicum	Herbstzeitlose
Collemplạstrum	das Heftpflaster
Collọdium	Collodium
Collỵrium	das Augenwasser
Colophọnium	Colophonium
Cọnium	Schierling
Coriạndrum	Koriander
Cresọlum	Cresol
Cuprum (Cu)	Kupfer
Cynọsbatum	Hagebutte
Decọctum	Abkochung
Dextrịnum	das Dextrin
Epicarpium	Außenschale

Emplạstrum	das Pflaster
Equisẹtum	Schachtelhalm, Zinnkraut
Extrạctum	Extrakt
Ferrum (Fe)	Eisen
Fịlum	Faden
Foenịculum	Fenchel
Fọlium	Blatt
Gossỵpium	Baumwolle
Granulạtum	Granulat
Helẹnium	Alant
Hippocạstanum	Rosskastanie
Hydrạrgyrum (Hg)	Quecksilber
Hydrogẹnium (H)	Wasserstoff
Hypẹricum	Johanniskraut
Inhalạndum	Zubereitung zur Inhalation
Infụsum	Wässriger Drogenauszug (heißer Aufguss)
Iodum (I) (Jodum)	Iod (Jod)
Kạlium (K)	Kalium
Lamium	Taubnessel
Levịsticum	Liebstöckel
Lignum	Holz
Linimẹntum	Liniment
Linum	Lein
Lịthium (Li)	Lithium
Lycopọdium	Bärlapp
Macerạtum	Wässriger Drogenauszug (kalter Aufguss)
Magnẹsium (Mg)	Magnesium
Mạnganum (Mn)	Mangan
Marrụbium	Andorn
Mesocarpium	Mittelschicht der Fruchtschale
Mezerẹum	Seidelbast
Millefọlium	Schafgarbe
Natrium (Na)	Natrium
Nịccolum (Ni)	Nickel
Nitrogẹnium (N)	Stickstoff
Oculẹntum	Augensalbe
Ọleum	(Fettes) Öl, Tran
Olibạnum	Weihrauch
Origạnum	Dost
Oxygẹnium (O)	Sauerstoff
Percolatum	Drogenauszug mit Lösungsmitteln im Perkolator

Pericạrpium	Schale, Fruchtschale, Hülse (ohne Samen)
Petroselịnum	Petersilie
Phenọlum	Phenol
Platịnum (Pt)	Platin
Plumbum (Pb)	Blei
Potassium (engl.)	Kalium
Pyrẹthrum	»Insektenblüten«
Rheum	Rhabarber
Selẹnium (Se)	Selen
Serpỵllum	Quendel, Feldthymian
Silịcium (Si)	Silicium
Sodium (engl.)	Natrium
Solạnum tuberosum	Kartoffel
Stannum (Sn)	Zinn
Stearịnum	Stearin
Stịbium (Sb)	Antimon
Stramọnium	Stramonium/Stechapfel
Strontium (Sr)	Strontium
Suppositọria	Suppositorien (Plural)
Sỵmphytum	Beinwell
Talcum	Talkum
Tanacẹtum	Rainfarn
Tarạxacum	Löwenzahn
Thallium (Tl)	Thallium
Technẹtium (Tc)	Technetium
Thymọlum	Thymol
Titạnium (Ti)	Titan
Trịticum	Weizen
Unguẹntum	Salbe
Vaccịna	Impfstoffe (Plural)
Vaselịnum	Vaselin
Venẹnum	Gift
Verạtrum	Nieswurz
Verbạscum	Wollblume/Königskerze
Vinum	Wein
Viscum	Mistel
Vitrum	Flasche, Glas, Gefäß
Zincum (Zn)	Zink
Xenọnum (Xe)	Xenon

Bezeichnungen organischer Stoffe, die durch Bildung der Neutrumform auf -um latinisiert werden:

Acetọnum	Aceton
Acriflavịnum	Acriflavin
Albumịnum	Albumin
Allantoịnum	Allantoin
Anthrarobịnum	Anthrarobin
Atropịnum	Atropin
Azulẹnum	Azulen
Barbitạlum	Barbital
Benzịnum	Benzin (Wundbenzin)
Benzocaịnum	Benzocain/Anaesthesin®
Benzọlum	Benzol
Bromhexịnum	Bromhexin
Carbachọlum	Carbachol
Carmịnum	Carmin/Cochenille
Cellulọsum	Cellulose
Chinịnum	Chinin
Chloramphenicọlum	Chloramphenicol
Chlorcresọlum	Chlorcresol
Chlorhexidịnum	Chlorhexidin
Chlorofọrmium	Chloroform
Cholesterọlum (Cholesterinum)	Cholesterol (Cholesterin)
Cocaịnum	Cocain
Codeịnum	Codein
Coffeịnum	Coffein
Cumarịnum	Cumarin
Dexpanthenọlum (Panthenọlum)	Dexpanthenol (Panthenol)
Digitoxịnum	Digitoxin
Ephedrịnum	Ephedrin
Epinephrịnum (Adrenalinum)	Epinephrin (Adrenalin)
Ergocalciferolum (Calciferolum)	Ergocalciferol, Vitamin D_2
Estradiọlum	Estradiol
Ethanọlum	Ethanol (Weingeist)
Eugenọlum	Eugenol

Fluoresceịnum	Fluorescein
Formaldehỵdum	Formaldehyd
Fructọsum	Fructose/Fruchtzucker
Galactọsum	Galactose
Glucọsum	Glucose/Traubenzucker
Glutamịnum	Glutamin
Glycerọlum	Glycerol (Glycerin)
Guaiacọlum	Guajacol
Hexachlorophẹnum	Hexachlorophen
Hexobarbitạlum	Hexobarbital
Hydrochinọnum	Hydrochinon
Hydrocortisọnum	Hydrocortison
Hydroxyethylcellulọsum	Hydroxyethylcellulose
Immụnoglobulịnum	Immunglobulin
Immụnosẹrum	Immunserum
Insulịnum	Insulin
Iodofọrmium	Iodoform
Lactọsum	Lactose/Milchzucker
Lanolịnum	Lanolin
Lecithịnum	Lecithin
Levomenthọlum (Menthọlum)	Levomenthol (Menthol)
Macrogọlum	Macrogol
Mannitọlum	Mannitol
Methanọlum	Methanol
Morphịnum	Morphin
Nicotinamịdum	Nicotinamid
Ọpium crudum	Rohopium
Papaverịnum	Papaverin
Paracetamọlum	Paracetamol
Paraffịnum	Paraffin
Pepsịni pulvis (Pepsịnum)	Pepsin
Pilocarpịnum	Pilocarpin
Prednisolọnum	Prednisolon
Procaịnum	Procain
Resorcinọlum (Resorcinum)	Resorcin
Riboflavịnum	Riboflavin
Sạccharum	Saccharose/Zucker
Scopolamịnum, Hyoscịnum	Scopolamin, Hyoscin
Sorbitọlum	Sorbitol
Streptomycịnum	Streptomycin
Strophanthịnum	Strophanthin
Strychnịnum	Strychnin

Sulfaguanidinum	Sulfaguanidin
Sulfathiazolum	Sulfathiazol
Tanninum	Tannin/Gerbsäure
Testosteronum	Testosteron
Tetracainum	Tetracain
Trichlorethylenum	Trichlorethylen
Trolaminum	Trolamin (Triethanolamin)
Ureum (Urea pura)	Harnstoff (Carbamid)
Yohimbinum	Yohimbin

Übersetzungsübung

Ipecacuanhatinktur, Kartoffelstärke, Weizenstärke, Chinaextrakt, Belladonnaextrakt, Süßholzsaft, Schafgarbenkraut, Fluorescein-Natrium, Birkenblätter, Huflattichblätter, Efeublätter, Olivenöl, Melissenblätter, Rosmarinblätter, Salbeiblätter, Kalmusöl, Kümmelöl, Anisöl, Citronellöl, Citronenöl, Eucalyptusöl, Fenchelöl, Wacholderöl, Erdnussöl, Lorbeeröl, Lavendelöl, Rapsöl, Rosmarinöl, Terpentinöl, Thymianöl, Pomeranzensirup, Himbeersirup, Wermutkraut, Pomeranzentinktur, Opiumtinktur, Pepsinwein.

Althaeae sirupus, Tormentillae tinctura, Cera carnauba, Macrogoli unguentum, Opii extractum, Phenobarbitalum natricum, Sulfathiazolum natricum, Droserae herba.

5.3 Adjectiva (Eigenschaftswörter)

5.3.1 Bedeutung des Adjektivs

Das Adjektiv gibt besondere Eigenschaften oder Zustände der Pflanzen, Drogen und Chemikalien an, die als Substantive vorausgehen.

Beispiele

Geschnittenes Wermutkraut	(Zustand)
Starke Schmerztabletten	(Eigenschaft)

Zustände bezeichnen vor allem die von Verben abgeleiteten Adjektiva (Verbaladjektive, Mittelwörter – Participia).

5.3.2 Geschlecht des Adjektivs

Das Geschlecht richtet sich nach dem Substantiv, dessen Eigenschaften es wiedergibt. Es muss also bei den Adjektiven das Geschlecht des Substantivs irgendwie wiederkehren. Da die lateinische Sprache das jeweilige Geschlecht durch die Endung des Wortes anzeigt, müssen die Adjektiva verschiedene Endungen haben.

In der lateinischen Sprache gibt es Adjectiva in der »o«-, »a«-, und der »i«-Deklination. *Alle Adjectiva, die nach der »o«- bzw. »a«-Deklination gebeugt werden, haben die Nominativendung -us oder -er, wenn sie männlichen Geschlechts, -a, wenn sie weiblichen Geschlechts und -um, wenn sie sächlichen Geschlechts sind.*

Hierher gehören auch die Mittelwörter, die einen abgeschlossenen Zustand ausdrücken (Partizipien im Perfekt).

Beispiel:	Geschnitten	concịs-us	(Masculinum)
		concịs-a	(Femininum)
		concịs-um	(Neutrum)

Lernen wir also ein Adjektiv mit der Endung -us, können wir leicht nach dem obigen Beispiel die anderen Formen bilden. Diese Formen werden in der bekannten Weise dekliniert. Über die Adjectiva der »i«-Deklination s. Abschnitt 5.7.

5.3.3 Stellung des Adjektivs zum Substantiv

Das Adjektiv richtet sich im Kasus (Fall), im Numerus (d. h. Singular oder Plural) und in seinem Genus (Geschlecht) nach dem Substantiv, das es näher bezeichnet.

Beispiel:	Cresọlum	das Cresol
	crudus	roh
	das rohe Cresol	Cresọlum crudum
		1 2

1. Cresọlum (Nominativ – Singular – Neutrum)
2. crudum (Nominativ – Singular – Neutrum)

5.3.4 Stellung des Adjektivs bei lateinischen Bezeichnungen mit zwei Substantiven

Besteht eine lateinische Bezeichnung aus zwei Substantiven, so muss man sich fragen, zu welchem Substantiv die Eigenschaft gehört.

Beispiel: Pfefferminzblätter

> Das Blatt der Pfeffer-Minze Menthae piperitae folium
> 1 2 3 3 2 1
> Hier bezieht sich das Adjektiv auf Menthae (3) – der Minze (Menthae – a-Deklination – Genitiv Singular – Femininum), denn die Minze hat die Vorsilbe Pfeffer.
>
> Deshalb bekommt das Adjektiv piperitus (2) – Pfeffer... die Endung des Genitivs Singular Femininum – piperitae.

Beispiel: Geschnittene Eibischwurzel

> Die geschnittene Wurzel des Eibisch – Althaeae radix concisa
> 2 1 3 3 1 2
> Hier bezieht sich das Adjektiv auf Radix (1) – die Wurzel, denn die Wurzel ist geschnitten. (Radix – konsonantische Deklination – Nominativ Singular – Femininum).
>
> Deshalb bekommt das Adjektiv concisus (2) – geschnitten
> die Endung des Nominativs Singular Femininum – concisa.

Ausnahmen

a) Einige Adjectiva der »o«-Deklination haben im Nominativ Singular – Masculinum die Endung -er.

niger, nigra, nigrum	schwarz
ruber, rubra, rubrum	rot
somnifer, somnifera, somniferum	schlafbringend

Deklinationsbeispiel

ruber, rubra, rubrum – rot

Wortstock: rubr-

	Masculinum	*Femininum*	*Neutrum*
Singular			
Nominativ	rụb*er*	rụbr*a*	rụbr*um*
Genitiv	rụbr*i*	rụbr*ae*	rụbr*i*
Dativ	rụbr*o*	rụbr*ae*	rụbr*o*
Akkusativ	rụbr*um*	rụbr*am*	rụbr*um*
Ablativ	rụbr*o*	rụbr*a*	rụbr*o*
Plural			
Nominativ	rụbr*i*	rụbr*ae*	rụbr*a*
Genitiv	rubr*ọrum*	rubr*ạrum*	rubr*ọrum*
Dativ	rụbr*is*	rụbr*is*	rụbr*is*
Akkusativ	rụbr*os*	rụbr*as*	rụbr*a*
Ablativ	rụbr*is*	rụbr*is*	rụbr*is*

b) Wenn sich das Adjektiv auf ein Substantiv der *»konsonantischen«, »u«- oder »e«-Deklination* bezieht, so besteht in den Endungen keine Übereinstimmung zwischen Substantiv und Adjektiv. Stets aber besteht Übereinstimmung im Geschlecht, im Fall und in der Zahl zwischen dem Substantiv und seinem Adjektiv.

Beispiele:

Masculinum:	*Geschnittene Faulbaumrinde*		
	Frangulae	cortex	concis-us
		Masc.	Masc.
		Nom.	Nom.
		Sing.	Sing.
Femininum:	*Geschnittene Eibischwurzel*		
	Althaeae	radix	concis-a
		Fem.	Fem.
		Nom.	Nom.
		Sing.	Sing.
Neutrum:	*Pulverisierter Leinsamen*		
	Lini	semen	pulveratum
		Neutr.	Neutr.
		Nom.	Nom.
		Sing.	Sing.

Weitere Beispiele s. S. 58 bis 63.

5.3.5 Steigerungsformen

Die Adjektive sind steigerungsfähig (*Beispiele* s. S. 41).

Die Stufen der Steigerung sind:

Grundstufe (Positiv),	z. B. rein
Vergleichsstufe (Komparativ),	reiner
Höchststufe (Superlativ),	am reinsten

Die Steigerung erfolgt durch Endungen, die an den Wortstock (vgl. S. 41) angehängt werden. *Der Komparativ wird für Masculinum und Femininum durch die Nachsilbe -ior ausgedrückt. Der Komparativ für ein Neutrum wird durch die Nachsilbe -ius ausgedrückt.*

Deklination der Komparativendungen

	Singular	*Plural*
Nominativ	-ior (ntr: -ius)	-iọres (ntr: -iọra)
Genitiv	-iọris	-iọrum
Dativ	-iọri	-iọribus
Akkusativ	-iọrem (ntr: -ius)	-iọres (ntr: -iọra)
Ablativ	-iọre	-iọribus

Beim Superlativ wird dem Wortstamm angefügt: -issimus, -issima, -issimum.

Beispiel: purissimus – reinst

Bei allen Adjektiven, die im Nominativ Singular -er haben, ist die Superlativendung -errimus, -errima, -errimum.

5.3.6 Deklinationsbeispiele der Wortgruppe Substantiv und Adjektiv

compọsitus, -a, -um – zusammengesetzt

Zusammengesetzter Thymiansirup – (Sirupus: Masculinum)

Singular

Nominativ	Thymi	sirupus	compositus
Genitiv	Thymi	sirupi	compositi
Dativ	Thymi	sirupo	composito
Akkusativ	Thymi	sirupum	compositum
Ablativ	Thymi	sirupo	composito

Plural

Nominativ	Thymi	sirupi	compositi
Genitiv	Thymi	siruporum	compositorum
Dativ	Thymi	sirupis	compositis
Akkusativ	Thymi	sirupos	compositos
Ablativ	Thymi	sirupis	compositis

concisus, -a, -um – geschnitten
Geschnittenes Schachtelhalmkraut – (Herba: Femininum)

Singular

Nominativ	Equiseti	herba	concisa
Genitiv	Equiseti	herbae	concisae
Dativ	Equiseti	herbae	concisae
Akkusativ	Equiseti	herbam	concisam
Ablativ	Equiseti	herba	concisa

Plural

Nominativ	Equiseti	herbae	concisae
Genitiv	Equiseti	herbarum	concisarum
Dativ	Equiseti	herbis	concisis
Akkusativ	Equiseti	herbas	concisas
Ablativ	Equiseti	herbis	concisis

fluidus, -a, -um – flüchtig, Fluid…

Thymianfluidextrakt – (Extractum: Neutrum)

Singular

Nominativ	Thymi	extractum	fluidum
Genitiv	Thymi	extracti	fluidi
Dativ	Thymi	extracto	fluido
Akkusativ	Thymi	extractum	fluidum
Ablativ	Thymi	extracto	fluido

Plural

Nominativ	Thymi	extracta	fluida
Genitiv	Thymi	extractorum	fluidorum
Dativ	Thymi	extractis	fluidis
Akkusativ	Thymi	extracta	fluida
Ablativ	Thymi	extractis	fluidis

Beispiele der Komparation

	Positiv	*Wortstock und Genitivendung*	*Komparativ Masculinum Femininum*	*Neutrum*	*Superlativ*
Rein	purus, -a, -um	pur-i	pur-ior	pur-ius	pur-ịssimus, -a, -um
Schwarz	niger, nigra, nigrum	nigr-i	nịgr-ior	nịgr-ius	nigẹr-rimus, -a, -um
Gereinigt	rectificạtus, -a, -um	rectificạt-i	rectificạt-ior	rectificạt-ius	rectificat-ịssimus-, -a, -um
Leicht	levis, -e	lev-is	lẹv-ior	lẹv-ius	lev-ịssimus, -a, -um
Fein	subtịlis, -e	subtil-is	subtịl-ior	subtịl-ius	subtil-ịssimus, -a, -um
Scharf	acer, acris, acre	acr-is	ạcr-ior	ạcr-ius	acẹr-rimus, -a, -um
Ausnahmen					
Groß	magnus, -a, -um	magn-i	maior	maius	mạximus, -a, -um
Klein	parvus, -a, -um	parv-i	minor	minus	minimus, -a, -um

Merke:

maximus medizinisch – größte
minimus medizinisch – kleinste

5.3.7 Adjektive auf -us, -a, -um

absolụtus	absolut (wasserfrei)
ạcidus	sauer
activạtus	aktiv
albus	weiß
alcalịnus	alkalisch
amạrus	bitter
ammoniạtus	ammoniakhaltig
anaesthẹticus	anästhesierend/Narkose …
analgẹticus	schmerzlindernd, Schmerz …
anhỵdricus	wasserfrei
aniọnicus	anionisch
anisạtus	anisölhaltig
anthelmịnthicus	wurmhemmend, Wurm …
antiarteriosclerọticus	antiarteriosklerotisch
antiarthrịticus	gelenkentzündungslindernd, Gelenkentzündungs …
antiasthmạticus	asthmalindernd, Asthma …
antihidrọticus	schweißhemmend
antidiabẹticus	zuckerkrankheitslindernd, Zuckerkrankheits …
antidiarrhọicus	gegen Durchfall wirkend, Durchfall …
antineurạlgicus	antineuralgisch, Nervenschmerz …
antirheumạticus	rheumalindernd, Rheuma …
antiphlogịsticus	entzündungshemmend
aquọsus	wässrig, wasserhaltig
aromạticus	aromatisch
benzoạtus	benzoesäurehaltig
camphorạtus	campherhaltig, Campher …
carminatịvus	blähungstreibend
caụsticus	ätzend
cerạtus	wachshaltig, Wachs …
cholagọgus	galletreibend, Gallen …
cinẹreus	grau
citrịnus	zitronengelb
compọsitus	zusammengesetzt
compressus	zusammengepresst
concentrạtus	konzentriert
concịsus	geschnitten
consẹrvatus	konserviert
contụsus	zerstoßen, zerrieben

cọrticus	geschält
crispus	kraus
cristallisạtus	kristallisiert
crudus	roh
cryodesiccạtus	gefriergetrocknet
denaturạtus	vergällt, zum Genuss unbrauchbar
depurạtus	gereinigt
dẹrmicus	für die Haut, kutan anwenden
desoleạtus	entölt, entfettet
destillạtus	destilliert
diaphorẹticus	schweißtreibend
dilụtus	verdünnt
diọxidus	… dioxid
dispẹrsus	dispers, feinverteilt
diurẹticus	harntreibend
domẹsticus	häuslich, Haus …
durus	hart
elạsticus	elastisch
electrolyticus	elektrolytisch
elẹctus	auserlesen, ausgesucht
emẹticus	brecherregend, Brech …
ethanọlicus	ethanolhaltig
ethẹreus	etherisch, Ether …
expressus	ausgepresst
exsiccạtus	ausgetrocknet
externus	äußerlich

Übersetzungsübung

Wasserfreies Ethanol, Dextrin, Calciumhydroxid, Rohcresol, Siliciumdioxid, Zinkoxid, Glycerolsuppositorien, Ätzstifte, Konserviertes Wasser, Zusammengesetzter Feigensirup, Aromatische Essenz, Wasserfreies Ephedrin, Aromatische Eisentinktur, Elastisches Collodium, Colafluidextrakt, Coffein-Tabletten, Bleipflaster, Baldriantrockenextrakt, Zinkoxidöl.

Crataegi extractum fluidum, Crataegi extractum siccum normatum, Cera alba, Vaselinum album, Extracta sicca, Anisi aetheroleum, Betulae folium, Rubi idaei sirupus, Lauri oleum, Equiseti herba, Sennae folium concisum, Menthae piperitae folium concisum, Absinthii herba concisa, Liquiritiae extractum siccum.

factịtius	künstlich
fermentạtus	fermentiert
ferratus	eisenhaltig
flavus	gelb
fluidus	flüchtig, Fluid ...
fruticọsus	buschig
fusus	gegossen
granulạtus	granuliert, gekörnt
griseus	grau
grossus	grob
gynaecolọgicus	gynäkologisch, Frauen ...
hepạticus	auf die Leber wirkend, Leber ...
humạnus	menschlich, Menschen ...
hydricus	wasserhaltig
hydrogenạtus	gehärtet
hydrophịlicus	hydrophil (wasserfreundlich)
hydrophọbicus	hydrophob (fettfreundlich)
hydrọxidus	... hydroxid
hyperaẹmicus	durchblutend
hypertọnicus	blutdrucksteigernd
hypnọticus	schlaffördernd
immatụrus	unreif
inactivạtus	inaktiv, inaktiviert
inspissạtus	eingedickt
intẹrnus	innerlich
intravenọsus	intravenös
invẹrsus	umgekehrt, Invert ...
ionogẹnicus	ionogen
isotọnicus	isotonisch
kalịnus	kaliumhaltig, Kali ...
lanceolạtus	spitz, lanzettlich
levịssimus	sehr leicht
lịquidus	flüssig
liquefạctus	verflüssigt
longus	lang
luteus	gelb
maculạtus	gefleckt
magnus	groß
marịnus	zum Meer gehörend, Meer ...
matụrus	reif
mạximus	sehr groß, med. größte ...
medicạtus	medizinisch

metạllicus	metallisch
microcristallịnus	mikrokristallin
mịnimus	sehr klein, med. kleinste …
mucilaginọsus	gelartig, schleimig
mundạtus	geschält
nervịnus	beruhigend, Nerven …
non ionogẹnicus	nicht ionogen
normạtus	eingestellt
novus	neu
obductus	überzogen
oleọsus	ölig, ölhaltig
ophthạlmicus	auf das Auge wirkend, Augen …
oxidus	… oxid
perlịquidus	dünnflüssig
perọxidus	… peroxid
pharmaceuticus	pharmazeutisch
piperịtus	pfeffrig
ponderọsus	schwer
praecipitạtus	gefällt
praeparạtus	präpariert, vorbereitet
prọprius	eigen
proteinạtus	eiweißhaltig, Protein …
pulverạtus	gepulvert
purificạtus	gereinigt
purus	rein
purịssimus	reinst
raffinạtus	raffiniert
raspatus	geraspelt
rectificạtus	rektifiziert
rotụndus	rund
salicylạtus	salicylsäurehaltig, Salicyl …
saponạtus	seifenhaltig, Seifen …
sedatịvus	beruhigend
siccạtus	getrocknet
siccus	trocken
silicẹus	kieselhaltig, Kiesel …
sọlidus	fest, hart
spasmolyticus	krampflösend
spirituọsus	weingeistig
spissus	dickflüssig, eingedickt
stellạtus	sternförmig
stomạchicus	auf den Magen wirkend, Magen …

sterilisạtus	sterilisiert
sublimạtus	sublimiert
subliquidus	dickflüssig
suịllus	vom Schwein stammend, Schweine ...
synthẹticus	synthetisch
tẹchnicus	technisch
titrạtus	titriert
tortus	gedreht
tostus	geröstet
totus	ganz
urolọgicus	harnorganwirksam, Blasen ...
ustus	gebrannt
verus	wahr, echt
veterinạrius	tierarzneilich
vinọsus	weinhaltig
viscọsus	viskos
vivus	lebend

Übersetzungsübung

Brechsirup, Pfefferminzöl, Pfefferminztinktur, Gelbes Wachs, Pfefferminzblätter, Gelbes Quecksilber(II)-oxid, Rotes Quecksilber(II)-oxid, Thymianfluidextrakt, Gelbes Vaselin, Weißes Vaselin, Bittere Tinktur, Zinksalbe, Zinksulfat-Augentropfen, Carbachol-Augentropfen, Zinkoxidöl, Zusammengesetzte Wermuttinktur, Gereinigtes Terpentinöl.

Verflüsssigtes Phenol, Dünnflüssiges Paraffin, Hartparaffin, Dickflüssiges Paraffin, Blähungstreibende Tinktur, Thymiansirup, Geschnittenes Schafgarbenkraut, Weißdornfluidextrakt, Geschnittene Birkenblätter, Zusammengesetzter Thymiansirup.

Matricariae extractum fluidum, Glyceroli otoguttae, Vaselini oleum flavum, Titanii dioxidum, Thymi herba concisa, Anisi stellati fructus.

Foeniculi aetheroleum, Adeps suillus, Cera alba, Urticae folium, Lupuli glandula, Droserae herba, Oleum camphoratum, Vinum stomachicum.

Die Bezeichnungen für Arzneistoffgruppen sind von Adjektiven abgeleitet; so sind Heilmittel (lateinisch: remedia) gegen Schmerzen »Remedia analgetica«; beruhigende Mittel »Remedia sedativa«. Im Allgemeinen spricht man nur von »Analgetika« oder »Sedativa« (vgl. S. 119–122).

5.3.8 Adjektive von Eigennamen, Länder- und Städtenamen

americạnicus	amerikanisch
ạnglicus	englisch
arạbicus	arabisch
carnaubus	karnaubisch
carolịnus	aus Karlsbad kommend, Karlsbader ...
ceylạnicus	aus Sri Lanka (Ceylon) stammend, (Ceylon ...)
gạllicus	französisch
germạnicus	deutsch
graecus	griechisch
hispạnicus	spanisch
ịndicus	indisch
islạndicus	isländisch
japọnicus	japanisch
peruviạnus	aus Peru kommend, Peru ...
romạnus	römisch
rụssicus	russisch
sibịricus	sibirisch
vẹnetus	venezianisch

Merke:

In der »Alten lateinischen Bezeichnung« werden die adjektivischen Eigen- und Städtenamen großgeschrieben,

Bsp.:	Carolinus	aus Karlsbad kommend, Karlsbader ...
	Ems	aus Bad Ems kommend, Emser ...
	Romanus	Römische ...

Übersetzungsübung

Sal – das Salz (Neutrum)
Lichen – das Moos (Masculinum)

Perubalsam, Isländisches Moos, Künstliches Emser Salz, Ceylonzimt, Römische Kamille.

5.4 Konsonantische Deklination

Diese Deklination umfasst alle drei Geschlechter und ist sehr formenreich. Der Nominativ des Singulars hat ganz verschiedene Endungen, jedes Geschlecht hat mehrere, und davon gibt es noch Ausnahmen. Der Genitiv muss stets mitgelernt werden. Seine Kasusendung heißt -is; nimmt man sie weg, so bleibt der Stamm übrig. Er geht auf einen Konsonanten aus (daher konsonantische Deklination).

5.4.1 Masculina

Deklinationsbeispiel

Flos die Blüte

Masculinum		
Singular		
Nominativ	Flos	die Blüte
Genitiv	Flor-is	der Blüte
Dativ	Flor-i	der Blüte
Akkusativ	Flor-em	die Blüte
Ablativ	Flor-e	mit der Blüte durch die Blüte von der Blüte
Plural		
Nominativ	Flor-es	die Blüten
Genitiv	Flor-um	der Blüten
Dativ	Flor-ibus	den Blüten
Akkusativ	Flor-es	die Blüten
Ablativ	Flor-ibus	mit den Blüten von den Blüten durch die Blüten

Masculina auf »or«, »os«, »er« und »es«

Calor, Calọris	die Wärme
Color, Colọris	die Farbe
Ether, Etheris	der Ether
Labor, Labọris	die Arbeit
Liquor, Liquọris	die Flüssigkeit

Vapor, Vapọris	der Dampf
Flos, Flọris	die Blume, die Blüte
Stipes, Stịpitis	der Stängel
Pes, Pẹdis	der Fuß, die Klaue

Masculina auf »is«

Pulvis, Pụlveris	das Pulver

Masculina auf »o«

Carbo, Carbọnis	die Kohle
Homo, Họminis	der Mensch
Pulmo, Pulmọnis	die Lunge
Sapo, Sapọnis	die Seife

Masculina auf »x« und »s«

Adeps, Ạdipis	das Fett
Cortex, Cọrticis	die Rinde

Masculina auf »l« und »n«

Ạlcohol, Alcọholis	der Alkohol
Lichen, Lịchenis	die Flechte, das Moos

Übersetzungsübung

Isländisches Moos, Wasserfreies Ethanol, Wollwachsalkohole, Faulbaumrinde, Geschnittene Faulbaumrinde, Kamillenblüten, Römische Kamillenblüten, Lindenblüten, Ringelblumenblüten, Lungenkraut, Gepulverte Holzkohle, Guajakholz, Bittersüßstängel, Eingestellte Pulver, Lavendelblüten.

Adeps suillus, Adeps solidus, Cresolum crudum, Sapo kalinus, Sapo medicatus, Kalii bromidum, Kalii carbonas, Kalii permanganas, Natrii sulfis anhydricus, Carbonis granulatum, Carbonei dioxidum, Carbo activatus, Bardanae radix.

5.4.2 Feminina

Deklinationsbeispiel

Solutio die Lösung

Femininum		
Singular		
Nominativ	Solutio	die Lösung
Genitiv	Solution-is	der Lösung
Dativ	Solution-i	der Lösung
Akkusativ	Solution-em	die Lösung
Ablativ	Solution-e	mit der Lösung von der Lösung durch die Lösung
Plural		
Nominativ	Solution-es	die Lösungen
Genitiv	Solution-um	der Lösungen
Dativ	Solution-ibus	den Lösungen
Akkusativ	Solution-es	die Lösungen
Ablativ	Solution-ibus	mit den Lösungen von den Lösungen durch die Lösungen

Feminina auf »o«

Absorptio, Absorptionis	die Absorption
Borago, Boraginis	Borretsch
Dilutio, Dilutionis	die Verdünnung
Emulsio, Emulsionis	die Emulsion
Hirudo, Hirudinis	der Blutegel
Infusio, Infusionis	die Infusion
Inhalatio, Inhalationis	die Inhalation
Iniectio, Iniectionis	die Injektion
Lanugo, Lanuginis	Verbandwatte
Lotio, Lotionis	die Schüttelmixtur, Lotion
Mucilago, Mucilaginis	das Gel, der Schleim
Plantago, Plantaginis	Wegerich
Praeparatio, Praeparationis	das Präparat, die Zubereitung
Saturatio, Saturationis	die Sättigung, die Saturation
Solutio, Solutionis	die Lösung

Suspẹnsio, Suspensiọnis	die Suspension
Triturạtio, Trituratiọnis	die Verreibung
Tụrio, Turiọnis	der Spross

Übersetzungsübung

Aluminiumacetat-tartrat-Lösung, Natriumiodid-Lösung 10 %, Natriumhydroxidlösung 7 %, Natriumiodid, Wasserstoffperoxid-Lösung 3 %, Zusammengesetzte Mastixlösung, Eisen(III)-chlorid-Lösung, Borsäurelösung, Ethanolhaltige Iod-Lösung, Isotonische Natriumchlorid-Lösung.

Natrii lactatis solutio, Pruni spinosae flos, Acidum aceticum, Suspensiones perorales, Zinci oxidi lotio, Zinci oxidi oleum, Zinci pasta, Hydroxyethylcellulosi mucilago, Tinctura amara, Plantaginis lanceolatae herba, Acidi ascorbici capsulae, Paraffinum liquidum, Paraffinum perliquidum.

Feminina auf »s« mit vorausgehendem Konsonanten und auf »x«

Borax, Borạcis	der Borax
Faex, Faecis	die Hefe
Filix, Fịlicis	Wurmfarn
Juglans, Juglạndis	Walnuss
Larix, Lạricis	Lärche
Lithanthrax, Lithanthracis	die Steinkohle
Mastix, Mạsticis	Mastix
Nux, Nụcis	die Nuss
Pix, Pịcis	der Teer
Radix, Rạdicis	die Wurzel
Salix, Sạlicis	Weide

Übersetzungsübung

Geschnittene Angelikawurzel, Baldrianwurzel, Ipecacuanhawurzel, Enzianwurzel, Geschnittene Faulbaumrinde, Geschnittene Eibischwurzel, Liebstöckelwurzel, Schweineschmalz, Geschnittene Melissenblätter, Petersilienwurzel, Rhabarberwurzel, Süßholzwurzel, Belladonnawurzel, Walnussblätter, Weidenrinde.

Calcii hypochloris, Betulae pix, Acaciae gummi, Phenolum liquefactum, Rhei extractum siccum normatum, Oryzae amylum, Rhei tinctura vinosa, Ethanolum anhydricum, Terra silicea purificata.

Feminina auf »is«

Arạchis, Arạchidis	Erdnuss
Canthạris, Canthạridis	Cantharide (Spanische Fliege)
Epidẹrmis, Epidẹrmidis	die Oberhaut, Epidermis
Hamamẹlis, Hamamẹlidis	Hamamelis
Iris, Ịridis	Schwertlilie, Veilchenwurz
Mạcis, Mạcidis	Muskat
Mạys, Mạydis	Mais
Onọnis, Onọnidis	Hauhechel

Übersetzungsübung

Erdnussöl, Maisstärke, Hauhechelwurzel, Carnaubawachs, Flüssiges Wachs, Bleipflastersalbe, Hamamelisfluidextrakt, Formaldehyd-Seifenlösung, Zusammengesetzte Fencheltinktur, Fenchelöl, Zusammengesetzter Feigensirup, Bitterorangenblütenöl, Zinksalicylsäurepaste.

Balsamum peruvianum, Millefolii flos, Citronellae aetheroleum, Acidi formicici solutio spirituosa, Iodi solutio ethanolica, Pyrethri flos, Pepsini vinum, Vini gallici spiritus, Hyoscini (Scopolamini) hydrobromidum.

5.4.3 Neutra

Deklinationsbeispiel

Semen der Samen

Neutrum		
Singular		
Nominativ	Semen	der Samen
Genitiv	Semin-is	des Samens
Dativ	Semin-i	dem Samen
Akkusativ	Semen	den Samen
Ablativ	Semin-e	mit dem Samen von dem Samen durch den Samen
Plural		
Nominativ	Semin-a	die Samen
Genitiv	Semin-um	der Samen
Dativ	Semin-ibus	den Samen
Akkusativ	Semin-a	die Samen
Ablativ	Semin-ibus	mit den Samen von den Samen durch die Samen

Neutra, die im Nominativ Singular auf »men«, »ma«, »ur«, »us« enden

Albụmen, Albụminis	das Eiweiß
Alụmen, Alụminis	das Alaun
Grạmen, Grạminis	das Gras
Legụmen, Legụminis	die Hülsenfrucht
Gargarịsma, Gargarismạtis	das Gurgelmittel
Klỵsma, Klysmạtis	das Klistier, der Einlauf
Rhizọma, Rhizọmatis	der Wurzelstock
Stigma, Stigmạtis	der Griffel
Iecur, Iecọris	die Leber
Sulfur, Sụlfuris	der Schwefel
Corpus, Cọrporis	der Körper
Pectus, Pẹctoris	die Brust
Genus, Gẹneris	das Geschlecht
Vulnus, Vulneris	die Wunde

Ausnahmen

Lac, Lactis	die Milch
Mel, Mellis	der Honig
Papaver, Papạveris	Mohn
Piper, Pịperis	Pfeffer
Tuber, Tuberis	die Knolle
Zingịber, Zingịberis	Ingwer

Übersetzungsübung

Kalmuswurzelstock, Kava-Kava-Wurzelstock, Javanische Gelbwurz, Tormentillwurzelstock, Kartoffelstärke, Rosskastaniensamen, Sublimierter Schwefel, Leinsamen, Lavendelspiritus, Wurmfarnwurzelstock, Lebertran, Eibischsirup, Bittere Tinktur, Bitterorangenschale.

Melissae spiritus compositus, Chamomillae romanae flos, Sennae fructus acutifoliae, Sennae fructus angustifoliae, Pini pumilionis aetheroleum, Liquiritiae succi pastilli, Vaselinum album ophthalmicum, Oculentum simplex, Aurantii extractum fluidum, Foeniculi mel, Piperis albi fructus, Piperis nigri fructus, Zingiberis rhizoma, Opii pulvis normatus.

5.4.4 Sonderformen der konsonantischen Deklination

5.4.4.1 »i«-Deklination

Zu dieser Deklination gehören die Substantive mit den *Endungen -e, -al, -ar im Nominativ Singular.*

Neutra auf »e«, »al«, »ar«

Limone, Limonis	die Zitrone
Secale, Secalis	der Roggen
Animal, Animalis	das Tier
Sal, Salis	das Salz

Deklinationsbeispiel

»i«-Deklination

Neutrum

Singular		*Plural*	
Nominativ	verschieden	Nominativ	-ia
Genitiv	-is	Genitiv	-ium
Dativ	-i	Dativ	-ibus
Akkusativ	wie Nominativ	Akkusativ	-ia
Ablativ	-i	Ablativ	-ibus

Übung

Deklinieren Sie im Singular und Plural Sal, Secale!

»i«-Deklination

Femininum

Singular		*Plural*	
Nominativ	-is	Nominativ	-es
Genitiv	-is	Genitiv	-ium
Dativ	-i	Dativ	-ibus
Akkusativ	-im	Akkusativ	-es
Ablativ	-i	Ablativ	-ibus

Übung

Deklinieren Sie Tussis, Tussis (Feminina) der Husten im Singular und Plural!

5.4.4.2 Gemischte Deklination

Die Substantive werden in der Regel im Singular nach der konsonantischen und im Plural nach der i-Deklination dekliniert.

1. Substantive mit den Endungen -is und -es, die im Nominativ Singular und im Genitiv Singular die gleiche Silbenzahl haben.

   Beispiel: Dosis, Dosis — die Dosis, Menge (Einzel-)Gabe
   Wortstock: Dos-

Deklinationsbeispiel

»Gemischte Deklination«

Dosis die Menge

Singular			*Plural*	
Nominativ	Dos-is	die Menge	Dos-es	die Mengen
Genitiv	Dos-is	der Menge	Dos-ium	der Mengen
Dativ	Dos-i	der Menge	Dos-ibus	den Mengen
Akkusativ	Dos-em	die Menge	Dos-es	die Mengen
Ablativ	Dos-e	mit der Menge von der Menge durch die Menge	Dos-ibus	mit den Mengen von den Mengen durch die Mengen

Feminina auf »-is«

Apis, Apis	die Biene
Cạnnabis, Cạnnabis	Hanf
Cinnabạris, Cinnạbaris	der Zinnober
Digitạlis, Digitalis	Fingerhut
Dosis, Dosis	die Dosis, Menge, (Einzel-)Gabe
Enụresis, Enụresis	das Einnässen
Febris, Febris	das Fieber
Sanguis, Sanguis	das Blut
Sinapis, Sinapis	die Senfpflanze
Pertụssis, Pertụssis	der Keuchhusten

Übersetzungsübung

Steinkohlenteer, Leinsamen, Weizenstärke, Digitalis-lanata-Blätter, Süßholztrockenextrakt, Wasserfreie Glucose, Huflattichblätter, Huflattichblüten.

Digitalis purpureae pulvis normatus, Sal Ems, Iodi solutio aquosa, Tauri fel, Natrii sulfas anhydricus, Natrii sulfis anhydricus, Natrii iodidum, Natrii hydroxidum purissimum, Myristicae semen, Secale cornutum, Secale cornutum concentratum pulveratum, Secalis cornuti desoleati pulvis normatus, Lithanthracis pix, Rosae pseudo-fructus.

5.5 »u«-Deklination

Zu dieser Deklination gehören die Wörter mit der *Nominativ-Singular-Endung -us und -u.* Sie enden im Genitiv Singular beide auf -us.

Merke:

Die Genitivendung wird lang gesprochen.

Die Wörter auf *-us* sind *Masculina*

Fructus	die Frucht
Pseudo-fructus	die Scheinfrucht
Spiritus	der Spiritus, Weingeist
Usus	der Gebrauch
aber Quercus (Femininum)	Eiche
Manus, Manus (Femininum)	die Hand

Deklinationsbeispiel

Fructus die Frucht

Masculinum		
Singular		
Nominativ	Fruct-us	die Frucht
Genitiv	Fruct-ūs	der Frucht
Dativ	Fruct-ūi	der Frucht
Akkusativ	Fruct-um	die Frucht
Ablativ	Fruct-ū	mit der Frucht von der Frucht durch die Frucht

Fructus	die Frucht	
Masculinum		
Plural		
Nominativ	Fruct-ūs	die Früchte
Genitiv	Frụct-uum	der Früchte
Dativ	Frụct-ibus	den Früchten
Akkusativ	Frụct-ūs	die Früchte
Ablativ	Frụct-ibus	mit den Früchten von den Früchten durch die Früchte

Übersetzungsübung

Glyceroltrinitrat-Lösung, Kümmel, Odermennigkraut, Wacholderbeeren, Bitterer Fenchel, Eichenrinde, Anis, Sternanis, Schwarze Senfsamen, Salzsäure, Etherweingeist, Wasserstoffperoxid-Lösung 30 %, Johannisbrot, Johannis(kraut)-öl, Johanniskraut, Ethanolhaltige Iodlösung, Wässrige Iodlösung, Hopfenzapfen, Hopfendrüsen, Gereinigter Honig, Gepulverte Holzkohle.

Capsici unguentum compositum, Spiritus saponatus, Linimentum saponato-camphoratum, Sirupus emeticus, Codeini phosphatis capsulae, Thymi sirupus compositus.

5.6 »e«-Deklination

Die Wörter dieser Deklination enden im *Nominativ Singular auf -es,* im *Genitiv Singular auf -ei.* Sie sind *Feminina.*

Spẹcies, Speciẹi (spr. ē) die Art, die Teemischung (Kurzform: Tee, Plural!)

Merke:

In der Praxis spricht man nicht von der Blasenteemischung, sondern vom Blasentee. Da es sich um verschiedene Teesorten handelt, wird *Species* nur im *Nominativ Plural* bei der Übersetzung angewendet.

Deklinationsbeispiel

Species die Art, Plural: Teemischung

Femininum

	Wortstock	*Wortausgang*	*Übersetzung*
Singular			
Nominativ	Speci-	ēs	die Art
Genitiv	Speci-	ēi (spr. ēi)	der Art
Dativ	Speci-	ēi (spr. ēi)	der Art
Akkusativ	Speci-	em	die Art
Ablativ	Speci-	ē	mit (von) der Art durch die Art
Plural			
Nominativ	Speci-	ēs	die Teemischung
Genitiv	Speci-	ērum	der Teemischung
Dativ	Speci-	ēbus	der Teemischung
Akkusativ	Speci-	ēs	die Teemischung
Ablativ	Speci-	ẹbus	mit der Teemischung von der Teemischung durch die Teemischung

Übersetzungsübung

Blasentee, Beruhigender Tee, Blähungstreibender Tee, Harntreibender Tee, Gallentee, Schweißtreibender Tee, Eibischtee.

Kalii iodidi compressi, Kalii natrii tartras tetrahydricum, Kalii hydroxidum purissimum, Aurantii pericarpii aetheroleum, Acidi acetylsalicylici compressi, Acidi ascorbici compressi, Ammonii chloridi solutio.

5.7 Adjectiva der »i«-Deklination und Partizipien

Wir teilen diese Adjectiva in drei Gruppen ein:

1. Adjectiva, die im Nominativ Singular nach einem Masculinum, Femininum und Neutrum jeweils eine andere Endung tragen. *Sie enden im Masculinum auf -er, im Femininum auf -is und im Neutrum auf -e.*

2. Adjectiva, die im Nominativ Singular nach einem Masculinum und Femininum die gleiche Endung, aber nach einem Neutrum eine andere Endung haben. *Sie enden im Masculinum und Femininum auf -is und im Neutrum auf -e.*
3. Adjectiva, die im Nominativ Singular nach einem Masculinum, Femininum und Neutrum die gleiche Endung haben. *Sie enden im Masculinum, Femininum und Neutrum auf -s oder -x.*

Merke:

Dekliniert werden diese Adjektive wie die Substantive der »i«-Deklination. Sie weichen aber in der Endung stets von ihrem Substantiv ab, wenn dieses nach der »a«-, »o«-, »u«- oder »e«-Deklination geht, wie die Deklinationsbeispiele zeigen.

Zur konsonantischen Deklination der Komparative s. Aufstellung auf S. 41.

Adjektiva der »i«-Deklination

	Masculinum	*Femininum*	*Neutrum*
Mit drei Endungen	silvester	silvestris	silvestre
Mit zwei Eindungen	fortis	fortis	forte
Mit einer Endung	duplex	duplex	duplex

5.7.1 Adjectiva mit drei verschiedenen Nominativendungen im Singular

acer, acris, acre	scharf
campester, campẹstris, campẹstre	im Feld wachsend, Feld …
paluster, palụstris, palụstre	sumpfig, Sumpf …
silvester, silvẹstris, silvẹstre	im Wald wachsend, Wald …

Diese Adjektive werden bei den Pflanzennamen zur Charakterisierung der Art eingesetzt.

Ranụnculus acer	Scharfer Hahnenfuß
Malva silvẹstris	Wilde Malve
Sedum acre	Scharfer Mauerpfeffer

Die Deklination ist nach den Beispielen im Abschnitt 5.7.2 durchzuführen. Beachte Wortstock und Endung (*Beispiel:* acer, acr-is).

5.7.2 Adjectiva mit zwei verschiedenen Nominativendungen im Singular

Masculinum:	Carbo animalis	– Tierkohle
Femininum:	Gutta oralis	– orale Tropfflüssigkeit
Neutrum:	Unguentum molle	– weiche Salbe

	Masculinum Singular		*Masculinum Plural*	
Nominativ	Carbo	animal*is*	Carbones	animal*es*
Genitiv	Carbonis	animal*is*	Carbonum	animal*ium*
Dativ	Carboni	animal*i*	Carbonibus	animal*ibus*
Akkusativ	Carbonem	animal*em*	Carbones	animal*es*
Ablativ	Carbone	animal*i*	Carbonibus	animal*ibus*

	Femininum Singular		*Femininum Plural*	
Nominativ	Gutta	oral*is*	Guttae	oral*es*
Genitiv	Guttae	oral*is*	Guttarum	oral*ium*
Dativ	Guttae	oral*i*	Guttis	oral*ibus*
Akkusativ	Guttam	oral*em*	Guttas	oral*es*
Ablativ	Gutta	oral*i*	Guttis	oral*ibus*

	Neutrum Singular		*Neutrum Plural*	
Nominativ	Unguentum	moll*e*	Unguenta	moll*ia*
Genitiv	Unguenti	moll*is*	Unguentorum	moll*ium*
Dativ	Unguento	moll*i*	Unguentis	moll*ibus*
Akkusativ	Unguentum	moll*e*	Unguenta	moll*ia*
Ablativ	Unguento	moll*i*	Unguentis	moll*ibus*

aequalis, -e	gleich
animalis, -e	tierisch, Tier
artificialis, -e	künstlich
basalis, -e	zur Basis gehörend, Basis …
bronchialis, -e	Bronchial …
colloidalis, -e	kolloid
communis, -e	gemein, gewöhnlich
crinalis, -e	zum Haar gehörend, Haar …

cristallisabilis, -e	kristallisierend
dispergibilis, -e	dispergierbar
dulcis, -e	süß
fortis, -e	stark
glacialis, -e	eisartig, Eis ...
hortensis, -e	im Garten wachsend, Garten ...
iniectabilis, -e	injizieren, (Injektions ...)
infundibilis, -e	infundieren, (Infusions ...)
labialis, -e	zur Lippe gehörend
letalis, -e	tödlich
levis, -e	leicht (s. Abschnitt 5.10)
medicinalis, -e	medizinisch
mineralis, -e	mineralisch, Erd ...
mitis, -e	mild (Adverbium: mite s. Abschnitt 5.10)
mollis, -e	weich
nasạlis, -e	nasal, zur Nase gehörend
naturạlis, -e	natürlich
neutrạlis, -e	neutral
occidentạlis, -e	abendländisch
officinạlis, -e	offizinell, in der Apotheke gebräuchlich
orientạlis, -e	morgenländisch
pectorạlis, -e	Brust ...
perẹnnis, -e	ausdauernd
perorạlis, e	einnehmen, durch den Mund anwenden
pumiliọnis, -e	klein von Wuchs
resọrbilis, -e	resorbierbar
similis, -e	ähnlich
solụbilis, -e	löslich
sterịlis, -e	steril
subtịlis, -e	fein (Adverbien: subtilissime, s. Abschnitt 5.10)
talis, -e	so beschaffen, solch
terrẹstris, e	erdig, Erd ...
vaginạlis, -e	vaginal ..., zur Scheide gehörend
vegetạbilis, -e	pflanzlich
virginạlis, -e	unberührt, natürlich, nativ
vịridis, -e	grün
vulgạris, -e	vulgär, gewöhnlich

Übersetzungsübung

Schweineschmalz, Pflanzenlecithin, Bittertee, Abführender Tee, Brusttee, Aromatisches Eisenelixier, Injektionslösung, Colafluidextrakt, Chloramphenicol-Augentropfen, Künstliches Emser Salz, Essigsäure 99 %, Tödliche Dosis, Medizinische Hefe, Flüssige Zubereitungen zum Einnehmen, Geschnittene Eichenrinde, Etherische Baldriantinktur, Perubalsam, Süße Essenz, Infusionslösung, Ätzstifte.

Pini pumilionis aetheroleum, Capsici fructus, Chorda resorbilis sterilis, Sulfur colloidale, Adrenalini solutio iniectabilis, Plantaginis lanceolatae herba, Glucosi solutio infundibilis, Arachidis oleum, Rubi idaei sirupus, Alcoholes adipis lanae.

5.7.3 Adjectiva mit gleicher Nominativendung im Singular für alle drei Geschlechter

simplex, simplicis	einfach
duplex, duplicis	doppelt
triplex, triplicis	dreifach

Masculinum: Sirupus simplex — Einfacher Sirup

	Singular		*Plural*	
Nominativ	Sirupus	simplex	Sirupi	simplic*es*
Genitiv	Sirupi	simplic*is*	Siruporum	simplic*ium*
Dativ	Sirupo	simplic*i*	Sirupis	simplic*ibus*
Akkusativ	Sirupum	simplic*em*	Sirupos	simplic*es*
Ablativ	Sirupo	simplic*i*	Sirupis	simplic*ibus*

Femininum: Mixtura simplex — Einfache Mixtur

	Singular		*Plural*	
Nominativ	Mixtura	simplex	Mixturae	simplic*es*
Genitiv	Mixturae	simplic*is*	Mixturarum	simplic*ium*
Dativ	Mixturae	simplic*i*	Mixturis	simplic*ibus*
Akkusativ	Mixturam	simplic*em*	Mixturas	simplic*es*
Ablativ	Mixtura	simplic*i*	Mixturis	simplic*ibus*

Neutrum: Oculentum simplex — Einfache Augensalbe

	Singular		*Plural*	
Nominativ	Oculentum	simplex	Oculenta	simplic*ia*
Genitiv	Oculenti	simplic*is*	Oculentorum	simplic*ium*
Dativ	Oculento	simplic*i*	Oculentis	simplic*ibus*
Akkusativ	Oculentum	simplex	Oculenta	simplic*ia*
Ablativ	Oculento	simplic*i*	Oculentis	simplic*ibus*

5.7.4 Partizipien des Präsens

Partizipien, die Zustände bezeichnen, die noch andauern. Sie sind – wie im Deutschen – von Verben abgeleitet:

rauchend	von rauchen	abführend	von abführen

Die Endung ist für alle drei Geschlechter im Nominativ Singular gleich.

Deklinationsbeispiel

laxans — abführend
Wortstock: — laxant-

Gemischte Deklination

	Masculinum	*Femininum*	*Neutrum*
Singular			
Nominativ	lạxans	lạxans	lạxans
Genitiv	laxạnt*is*	laxạnt*is*	laxạnt*is*
Dativ	laxạnt*i*	laxạnt*i*	laxạnt*i*
Akkusativ	laxạnt*em*	laxạnt*em*	laxạns
Ablativ	laxạnt*e*	laxạnt*e*	laxạnt*e*
Plural			
Nominativ	laxạnt*es*	laxạnt*es*	laxạnt*ia*
Genitiv	laxạnt*ium*	laxạnt*ium*	laxạnt*ium*
Dativ	laxạnt*ibus*	laxạnt*ibus*	laxạnt*ibus*
Akkusativ	laxạnt*es*	laxạnt*es*	laxạnt*ia*
Ablativ	laxạnt*ibus*	laxạnt*ibus*	laxạnt*ibus*

adsọrbens, adsorbẹntis	adsorbierend, aufsaugend
adstrịngens, adstringẹntis	zusammenziehend, adstringierend
consẹrvans, conservạntis	konservierend
cụrans, curạntis	pflegend, Pflege ...
deflatụlens, deflatulẹntis	blähungstreibend
desinfịciens, desinficiẹntis	desinfizierend
desọdorạns, desodorạntis	desodorierend, geruchshemmend
detẹrgens, detergẹntis	detergierend, reinigend
effervẹscens, effervescẹntis	brausend, Brause ...
emọlliens, emolliẹntis	erweichend
emulsịficans, emulsificạntis	emulgierend
expẹctorans, expectorạntis	auswurffördernd
exsịccạns, exsiccạntis	austrocknend
fụmans, fumạntis	rauchend
lạxans, laxạntis	abführend
lẹniens, leniẹntis	kühlend, lindernd
rẹcens, recẹntis (Adverbium: recẹnter, s. Abschnitt 5.10)	frisch
rọborans, roborạntis	stärkend, kräftigend
sọlvens, solvẹntis	lösend

Übersetzungsübung

Wasserhaltige Wollwachsalkoholsalbe, Wasserhaltiges Wollwachs, Weiche Salbe, Kühlsalbe, Einfache Salbe, Raffiniertes Rizinusöl, Raffiniertes Klauenöl, Abführender Tee, Rauchende Schwefelsäure, Emulgierende Augensalbe, Hydrophobes Basisgel, Campherspiritus, Eisenpulver.

Cresoli solutio saponata, Terebinthinae linimentum compositum, Argentum metallicum, Spiritus russicus, Calcii hydroxidum, Ammonii hydroxidi solutio, Auri solutio colloidalis, Plantaginis maioris herba, Unguentum camphoratum, Magnesii peroxidum, Mentholi solutio spirituosa, Unguentum emulsificans aquosum, Kalii hydroxidi solutio.

5.8 Präpositionen (Verhältniswörter)

Es gibt viele lateinische Bezeichnungen, in denen zwei Begriffe durch eine Präposition miteinander verknüpft, d. h. in ein besonderes *Verhältnis* zueinander gebracht werden.

So kann z. B. die Präposition ein Arzneimittel kennzeichnen:

Nach seiner Verwendung – Frage: Wozu? Wofür? Für wen?

Z. B.: Für tierarzneilichen Gebrauch (ad) – ad usum veterinarium
Wasser für Injektionszwecke (ad) – Aqua ad iniectabilia

Nach Zusammensetzung, Form und Gestalt – Frage: Womit?

Z. B.: Abführtabletten mit (Senna) (cum) – Compressi laxantes cum senna
Weißdornblätter mit Blüten (cum) – Crataegi folium cum flore

Aber auch Antwort geben auf die Fragen:

Womit verbunden?	(cum)
Ohne was?	(sine)
Gegen was?	(contra)
Wofür, in welches Gefäß?	(ad)
Durch was hindurch?	(per)

Die Verhältniswörter gehören zu den unbeugbaren Wörtern. Aber sie bestimmen (»regieren«) den Fall ihres Substantivs. Im Deutschen gibt es Präpositionen mit dem Genitiv, dem Dativ und dem Akkusativ; die lateinischen Präpositionen regieren den Akkusativ oder den Ablativ.

Präpositionen mit dem Akkusativ

ad	zu, zur, an, für
contra	gegen
intra	innerhalb
per	durch, vom
post	nach
in	in (auf die Frage: Wohin?)
sub	unter (auf die Frage: Wohin?)

Präpositionen mit dem Ablativ

a, ab	von
cum	mit
e, ex	aus
pro	vor, für
sine	ohne
in	in (auf die Frage: Wo?)
sub	unter (auf die Frage: Wo?)

- Die Formen »a« und »e« stehen vor *Konsonanten außer h*
- die Formen »ab« und »ex« vor *Vokalen und h*

Übungsbeispiel

Eibischwurzel für tierarzneilichen Gebrauch

Althaeae radix ad usum veterinarium
1 2 3 4 5

1. Althaeae	des Eibisch (Genitiv Singular)
2. radix	die Wurzel (Nominativ Singular)
3. ad	für (ad regiert den Akkusativ)
4. usum	Gebrauch, Zweck (Akkusativ Singular)
5. veterinarium	tierarzneilich (Akkusativ Singular)

Merke:

Die Wörter nach den Präpositionen werden bei den lateinischen Bezeichnungen klein geschrieben.

Übersetzungsübung

Rainfarnkraut, Wasserhaltige Cetylsalbe, Süßer Fenchel, Franzbranntwein mit Fichtennadelöl, Hagebuttenschalen, Hagebuttensamen, Zinkpaste mit Lebertran, Löwenzahnwurzel, Löwenzahn-Ganzpflanze, Leichtes Magnesiumoxid, Grüne Mateblätter, Öl für Injektionszwecke, Ammoniumchlorid-Lösung 20 %, Ammoniak-Lösung 10 %, Calciumgluconat zur (Injektion) Herstellung von Parenteralia.

Quercus cortex ad usum veterinarium, Chloramphenicoli oculoguttae 0,5 per centum, Castellani solutio sine colore, Crataegi folium cum flore, Myrtilli fructus recens, Mixtura solvens, Mel rosatum, Aurantii amari epicarpium et mesocarpium, Sulfur ad usum externum, Liquiritiae radix mundata, Phaseoli pericarpium, Aqua ad iniectabilia.

5.9 Konjunktionen (Bindewörter)

et	und
seu, sive, aut, vel	oder

5.10 Adverbia (Umstandswörter)

Das Adverbium ist unveränderlich; es gehört als Satzglied zum Verb (ad verbum) und bestimmt dieses näher durch einen Umstand, unter dem etwas geschieht. Das Adverbium beantwortet in der Terminologie die Fragen wie?, auf welche Art und Weise?, in welcher Form?, meist in Verbindung mit dem Partizip (Mittelwort) eines Verbs (s. Abschnitt 5.11)

Beispiel

Auf grobe Weise (grob) gepulverte Sennesblätter

Sẹnnae fọlium grosso modo (grosse) pulverisạtum

Wie die Form *grosse* sind die meisten Adverbien von Adjektiven abgeleitet. Die Endung ist -e an den Stämmen der »o«- und der »a«-Deklination:

chẹmicus	chemice	chemisch
frịgidus	frịgide	kalt
grọssus	grosse	grob (grosso modo = auf grobe Weise)
hụmidus	humide	feucht
levịssimus	levissime	sehr leicht
subtilissimus	subtilissime	aufs feinste
tẹchnicus	tẹchnice	technisch

Die Endung lautet -iter an den Stämmen der »i«-Deklination; es wird bei Stämmen auf -nt und -er gekürzt:

acer	ạcr-iter	scharf
levis	lẹv-iter	leicht
recens	recẹnt-er	frisch
subtịlis	subtịl-iter	fein

Auf andere Weise gebildete Adverbien sind:

cito	schnell
mite	sanft, mild
minụtim	stückweise, in kleinen Stücken
noctu	nachts

5.11 Verben (Zeitwörter, Tätigkeitswörter)

Auf den Rezepten erscheint auch – oft in Abkürzungen – eine Anzahl lateinischer Verben, durch die der Arzt »verordnet«, was der Pharmazeut mit seinen Stoffen *tun* soll, wenn er die Arznei zubereitet.
Diese Anweisung geschieht entweder in Form eines Befehls (Imperativ – Befehlsform):

Gib! Mische! Koche!

oder eines Wunsches, der durch die 3. Person vom Konjunktiv des Präsens im Passiv ausgedrückt wird:

Es möge } gegeben, gemischt, gekocht werden!
Sie mögen }

Die entsprechenden lateinischen Formen zeigen untereinander kleine Abweichungen, weil das Latein *vier verschiedene Konjugationen* hat. Außer den genannten Beispielen kommen die folgenden Verben in den angegebenen Formen vor:

		Imperativ	*Konjunktiv Präs. Pass.*	
			Singular	*Plural*
a-Konjugation				
colạre	durchseihen	cola!		
dare	geben	da!	detur	dentur
dispensạre	einwiegen, einteilen, »dispensieren«	dispensa!	dispensẹtur	dispensentur
filtrạre	filtrieren	filtra!	filtrẹtur	filtrẹntur
iterạre	wiederholen erneuern		iterẹtur	
macerạre	einweichen mürbe machen	mạcera!		
signạre	bezeichnen	signa!	signẹtur	
e-Konjugation				
miscẹre	mischen	misce!	misceạtur	misceạntur
vidẹre	sehen	vide!		

Fortsetzung

		Imperativ	*Konjunktiv Präs. Pass.*	
			Singular	*Plural*
Konsonantische Konjugation				
ạddere	hinzufügen	adde!	addạtur	addạntur
conspẹrgere	bestreuen	conspẹrge!		
contụndere	zerquetschen, zerstoßen		contundạtur	contundantur
cọquere	kochen	coque!	coquạtur	
divịdere	teilen	dịvide!		
infụndere	übergießen, einen Aufguss bereiten	infunde!		
obdụcere	überziehen	obduc!	(Ausnahme!)	obducạntur
recịpere	nehmen	rẹcipe		
sọlvere	lösen	solve!		

Merke:

Die besonderen Formen des Verbums *facere – machen:*

fiat – Es möge gemacht werden,
fiant – Sie mögen gemacht werden.

Andere Formen des *Verbum finitum* kommen nicht vor. Vom *Verbum infinitum* treten die Partizipien (Mittelwörter) auf, die bei den Adjektiven (S. 58 bis 63) mit aufgeführt sind und im Abschnitt 5.10 in ihrer Verbindung mit dem Adverbium erwähnt werden. Die Partizipien stehen in der Mitte (Mittelwörter) zwischen Verbum und Adjectivum und drücken den aus einer Tätigkeit oder einem Werden hervorgehenden *Zustand* aus. Das *Partizip des Präsens im Aktiv* kennzeichnet den Zustand als einen noch *andauernden*, z. B.:

solvens	Genitiv	solvẹnt-is	lös*end*,
emolliens	Genitiv	emolliẹnt-is	erweich*end*.

Diese Partizipien werden nach der gemischten Deklination gebeugt und haben in allen drei Geschlechtern die gleiche Endung *-ns*, Genitiv *-ntis*, im Deutschen *-nd* (vgl. Abschnitt 5.7.4).

70

Das *Partizip des Perfekts* bezeichnet den Zustand *als abgeschlossen,* z. B.:

parạtus	-a	-um	bereitet,
concịsus	-a	-um	geschnitten,
ustus	-a	-um	gebrannt.

Diese Partizipien haben vor den Geschlechtsendungen -us, -a, -um meist ein t oder ein s (auch ein x) und sind aus der deutschen Übersetzung als solche zu erkennen.

6 Bezeichnungen der Chemikalien und Arzneistoffe

6.1 Lateinische Bezeichnung der Oxide

Die »Neue lateinische Bezeichnung« wird rein substantivisch gebildet.
Das Metall (Halbmetall) erhält dabei die Endung des Genitiv-Singularis und das Substantiv – Oxid – *oxidum* erhält die Endung des Nominativ-Singularis

In der »Alten lateinische Bezeichnung« dagegen wird das Adjektiv *oxydatus* dem Metall (Halbmetall) zur Seite gestellt.

Beispiel:	*Neue lateinische Bezeichnung*	*Alte lateinische Bezeichnung*
Zinkoxid	Zinci oxidum	Zincum oxydatum
Stickstoffmonoxid	Nitrogenii oxidum	Nitrogenium monoxydatum

6.2 Lateinische Bezeichnung der Hydroxide

Die lateinischen Bezeichnungen der Hydroxide werden nach den Regeln der Oxide gebildet.

hydroxidum	das Hydroxid
hydroxydatus	hydroxidisch

Beispiel:	*Neue lateinische Bezeichnung*	*Alte lateinische Bezeichnung*
Kaliumhydroxid	Kalii hydroxidum	Kalium hydroxydatum
Calciumhydroxid	Calcii hydroxidum	Calcium hydroxydatum

6.3 Die lateinischen Bezeichnungen der Säuren

Das lateinische Wort für Säure ist *acidum*, ein nachgestelltes Adjektiv bezeichnet die chemische Struktur der Säure. Die wissenschaftlichen Namen der Säurereste haben die 3 verschiedenen Endungen. Die alte lateinische Bezeichnung entspricht der neuen.

Gruppe A:	Sauerstoffarme Säuren (niedere Oxidationstufe) *Bsp:* Schweflige Säure Säurerest: schwefligsauer – sulfur-*osus* Lateinische Bezeichnung: Acidum sulfur*osum*
Gruppe B:	Sauerstoffreiche Säuren (höhere Oxidationsstufe) und organische Säuren *Bsp.:* Schwefelsäure Säurerest: schwefelsauer – sulfur-*icus* Lateinische Bezeichnung: Acidum sulfur*icum* *Bsp.:* Essigsäure Säurerest: essigsauer – acet-*icus* Lateinische Bezeichnung: Acidum acet*icum*
Gruppe C:	Wasserstoffsäuren *Bsp.* Chlorwasserstoffsäure (Salzsäure) Säurerest: chlorwasserstoffsauer – hydro-chlor-*idus* Lateinische Bezeichnung: Acidum hydrochlor*idum*

Merke:

Die Säurereste haben die Form eines Adjektives.
Die Lateinischen Namen der Säurereste haben manchmal Vorsilben, die eine chemische Zusammensetzung näher kennzeichnen.

amino-	Aminogruppe – NH_2 in der Säure
di-, tri-,	zwei-, dreimal vorhandene Gruppen oder Elemente in der Säure
hypo-	sehr sauerstoffarme Säuren

Lateinische Namen der Säurereste

aceticus	essigsauer
acetylsalicylicus (acetylosalicylicus)	acetylsalicylsauer
adipicus (adipinicus)	adipinsauer
arsenicosus	arsenigsauer
ascorbicus (ascorbinicus)	ascorbinsauer
asparticus (aspartinicus)	aspartinsauer
benzoicus	benzoesauer
boricus	borsauer
citricus	citronensauer

folicus	folsauer
formicicus	ameisensauer
glutamicus (glutaminicus)	glutaminsauer
hydrochloridus (hydrochloricus)	chlorwasserstoffsauer
lacticus	milchsauer
nitricus	salpetersauer
nitrosus	salpetrigsauer
oxalicus	oxalsauer
phosphoricus	phosphorsauer
salicylicus	salicylsauer
sorbicus (sorbinicus)	sorbinsauer
sulfuricus	schwefelsauer
sulfurosus	schwefligsauer
tannicus	gerbsauer
tartaricus	weinsauer
trichloraceticus	trichloessigsauer

Übersetzungsübung

Acetylsalicylsäure, Adipinsäure, Ascorbinsäure, Benzoesäure, Wasserfreie Citronensäure, Borsäure, Verdünnte Salzsäure/Salzsäure 10 %, Folsäure, Glutaminsäure, Sorbinsäure, Arsenige Säure, Salicylsäure, Weinsäure, Trichloressigsäure.

Acidum aceticum 30 per centum, Acidum aceticum glaciale, Acidum nitricum, Acidum sulfuricum, Acidum sulfurosum, Acidum hydrochloridum concentratum, Acidum nitrosum, Acidum formicicum 25 per centum.

6.4 Die lateinischen Bezeichnungen der Salze

Wir unterscheiden terminologisch Salze der drei verschiedenen Säuregruppen.

Gruppe A Salze sauerstoffarmer Säuren (niedere Oxidationsstufe)
Der wissenschaftliche Name dieser Salze endet auf **-it**

Gruppe B Salze sauerstoffreicher Säuren (höhere Oxidationsstufe)
Der wissenschaftliche Name dieser Salze endet auf **-at**

Gruppe C Salze von Wasserstoffsäuren oder von Wasserstoffverbindungen mit Säurecharakter
Der wissenschaftliche Name dieser Salze endet auf **-id**

Merke:

Die »neue lateinische Bezeichnung« wird rein substantivisch gebildet. Die Metall- oder Halbmetallnamen erhalten die Endung des Genitiv-Singularis und der substantivische Säurerest erhält die Endung des Nominativ-Singularis.

Beispiel: (das Sulfat des Natriums – Natrii sulfas)

Säurerest	*Nominativ Singular*	*Genus*	*Neue lateinische Bezeichnung*
Sulfit	sulfis	Masculinum	Natrii sulfis
Sulfat	sulfas	Masculinum	Natrii sulfas
Sulfid	sulfidum	Neutrum	Natrii sulfidum
Acetat	acetas	Masculinum	Natrii acetas

In der »alten lateinischen Bezeichnung« dagegen wird der Säurerest in Form eines Adjektives dem Metall (Halbmetall) zur Seite gestellt (das schwefelsaure Natrium – Natrium sulfuricum).

Säurerest	*Adjektiv zum Säurerest*	*Adjektiv Neutrum*	*Alte lateinische Bezeichnung*
Sulfit	sulfurosus	sulfurosum	Natrium sulfurosum
Sulfat	sulfuricus	sulfuricum	Natrium sulfuricum
Sulfid	sulfuratus	sulfuratum	Natrium sulfuratum
Acetat	aceticus	aceticum	Natrium aceticum

Beispiele:

Wissenschaftlicher Name des Salzes	*Neue lateinische Endung der Säurereste*	*Alte lateinische Endung der Säurereste*
Natriumsulf-*it*	Natrii sulf-*is* Das Sulfit des Natriums	Natrium sulfur-*osum* schwefligsaures Natrium
Natriumsulf-*at*	Natrii sulf-*as* Das Sulfat des Natriums	Natrium sufur-*icum* schwefelsaures Natrium
Natriumsulf-*id*	Natrii sulf-*idum* Das Sulfid des Natriums	Natrium sulfur-*atum* schwefelwasserstoffsaures Natrium

Anm.; *Mehrwertige Metalle haben unterschiedliche Endungen*
Ferrosum – für Eisen(II)-Salze, Ferrum für Eisen(III)-salze
Stannosum – für Zinn(II)-salze

Eisen(II)-sulfat	Ferrosi sulfas
Eisen(III)-chlorid	Ferri chloridum neu latein.

Die Lateinischen Namen der Säurereste haben oft weitere Vorsilben, die die chemische Zusammensetzung näher kennzeichnen.

Beispiele:

amino-	Aminogruppe – NH_2 in der Salzformel enthalten
mono-, di-, tri-, tetra-, deka	mehrfach vorhandene chemische Gruppen oder Elemente in der Salzformel enthalten
per-	weist auf erhöhten Sauerstoffanteil hin
hydrogen-, (bi-)	Durch die Vorsilbe hydrogen wird auf freien Wasserstoff im Säurerest hingewiesen, wenn ein *Vokal* im Salzadjektiv folgt
hydrogen*o*-	wenn ein Konsonant im Salzadjektiv folgt
hypo-	unter
sub-	Es handelt sich um ein basisches Salz. In der Salzformel befinden sich freie OH – Gruppen

Säurereste der Gruppe A (wissenschaftlicher Name – Endung -**it**)

hypochloris, hypochloritis	das Hypochlorit
metabisulfis, metabisulfitis	das Metabisulfit
nitris, nitritis	das Nitrit
sulfis, sulfitis	das Sulfit

Übersetzungsübung

Bilde die *»alte« und »neue«* lateinische Bezeichnung der Salze

Natriumnitrit, Natriumhypochlorit, Kaliummetabisulfit (Kaliumdisulfit), Wasserfreies Natriumsulfit, Natriumsulfit-Heptahydrat (Natriumsulfit).

Säurereste der Gruppe B (wissenschaftlicher Name – Endung *-at*)

acetas, acetatis	das Acetat
adipas, adipatis	das Adipat
ascorbas, ascorbatis	das Ascorbat
aspartas, aspartatis	das Aspartat
benzoas, benzoatis	das Benzoat
carbonas, carbonatis	das Carbonat
chloras, chloratis	das Chlorat
chromas, chromatis	das Chromat
citrat, citratis	das Citrat
diacetas, diacetatis	das Diacetat
dihydrogenocarbonas, dihydrogenocarbonatis	das Dihydrogencarbonat
dihydrogenophosphas, dihydrogenophosphatis	das Dihydrogenphosphat
diphosphas, diphosphatis	das Diphosphat
edetas, edetatis	das Edetat
formias, formiatis	das Formiat
hydrogenocarbonas, hydrogenocarbonatis	das Hydrogencarbonat
hydrogenophosphas, hydrogenophosphatis	das Hydrogenphosphat
hydrogenotartras, hydrogenotartratis	das Hydogentartrat
lactas, lactatis	das Lactat
maleas, maleatis	das Maleat
nicotinas, nicotinatis	das Nicotinat
nitrat, nitratis	das Nitrat
oleas, oleatis	das Oleat
palmitas, palmitatis	das Palmitat
pantothenas, pantothenatis	das Pantothenat
perchloras, perchloratis	das Perchlorat
permanganas, permanganatis	das Pergamanganat
phosphat, phosphatis	das Phosphat
proponias, proponiatis	das Propionat
salicylas, salicylatis	das Salicylat
silicas, silicatis	das Silicat
subcarbonas, subcarbonatis	das Subcarbonat
subgallas, subgallatis	das Subgallat
subnitrat, subnitratis	das Subnitrat
sulfas, sulfatis	das Sulfat
tannaa, tannatis	das Tannat
tartras, tartratis	das Tartrat
tetraboras, tetraboratis	das Tetraborat
valeras, valeratis	das Valerat

Übersetzungsübung

Eisen(II)-sulfat-Heptahydrat, Natriummetabisulfit, Eisen(III)-chlorid-Hexahydrat, Kaliumacetat, Ammoniumhydrogencarbonat, Basisches Bismutsalicylat, Bariumsulfat, Magnesiumstearat, Leichtes basisches Magnesiumcarbonat, Silbernitrat, Natriumlactat-Lösung.

Natrii benzoas, Natrii acetas trihydricum, Kalii carbonas, Kalii dichromas, Natrii nitris, Magnesii aspartas dihydricus, Calcii pantothenas, Kalii permanganas, Calcii citras, Cupri sulfas anhydricus, Natrii sulfis anhydricus.

Säurereste der Gruppe C (wissenschaflicher Name – Endung *-id*)

bromidum, bromidi	das Bromid
chloridum, chloridi	das Chlorid
fluoridum, floridi	das Fluorid
iodidum, iodidi	das Iodid

Übersetzungsübung

Aluminiumchlorid-Hexahydrat, Ammoniumbromid, Calciumchlorid-Dihydrat, Calciumcarbonat, Kaliumbromid, Kaliumcitrat, Kaliumiodid, Magnesiumchlorid-4,5-Hydrat, Natriumchlorid, Wasserfreies Natriumcarbonat, Natriumfluorid, Natriumsulfit-Heptahydrat.

Natrii iodidum, Magnesii subcarbonas ponderosus, Magnesii trisilicas, Natrii nitris, Hydrargyri dichloridum, Zinci chloridum, Zinci acetas dihydricus, Bismuthi subcarbonas, Stannosi chloridum dihydricum, Kalii hydrogenotartras.

In der nachfolgenden Tabelle sind wichtige apothekenübliche Chemikalien mit ihren unterschiedlichen Bezeichnungen aufgeführt. Nicht explizit aufgeführte Namen werden analog gebildet und können aus den Angaben abgeleitet werden.

Alte lateinische Bezeichnung	*Neue lateinische Bezeichnung*	*Deutsche Bezeichnung*	*Chemische Formel*
Natrium chloratum	Natrii chloridum	Natriumchlorid	$NaCl$
Natrium hypochlorosum	Natrii hypochloris	Natriumhypochlorit	$NaOCl$
Natrium chlorosum	Natrii chloris	Natriumchlorit	$NaClO_2$
Kalium chloricum	Kalii chloras	Kaliumchlorat	$KClO_3$
Kalium perchloricum	Kalii perchloras	Kaliumperchlorat	$KClO_4$
Kalium permanganicum	Kalii permanganas	Kaliumpermanganat	$KMnO_4$
Natrium sulfurosum	Natrii sulfis heptahydricus	Natriumsulfit-Heptahydrat	Na_2SO_3
Natrium sulfuricum	Natrii sulfas decahydricus	Natriumsulfat-Decahydrat	Na_2SO_4
Natrium thiosulfuricum	Natrii thiosulfas	Natriumthiosulfat	$Na_2S_2O_3$
Natrium hydrogencarbonicum Natrium bicarbonicum	Natrii hydrogenocarbonas	Natriumhydrogencarbonat	$NaHCO_3$
Kalium dichromicum	Kalii dichromas	Kaliumdichromat	$K_2Cr_2O_7$
Kalium disulfurosum	Kalii metabisulfis	Kaliumdisulfit (Kaliummetabisulfit)	$K_2S_2O_5$
Ferrum sulfuricum	Ferrosi sulfas	Eisen(II)-sulfat	$FeSO_4$
Ferrum chloratum	Ferri chloridum	Eisen(III)-chlorid	$FeCl_3$
Kalium ferricyanatum	Kalii ferricyanidum	Kaliumferricyanid/ Kaliumhexacyanoferrat(III)	$K_3Fe(CN)_6$
Kalium ferrocyanatum	Kalii ferrocyanidum	Kaliumferrocyanid/ Kaliumhexacyanoferrat(II)	$K_4Fe(CN)_6$
Bismutum subnitricum	Bismuthi subnitras	Basisches Bismutnitrat	$Bi(OH)_2NO_3$
Natrium aminosalicylicum	Natrii aminosalicylas	Natrium-4-aminosalicylat/ p-Aminosalicylsaures-Natrium	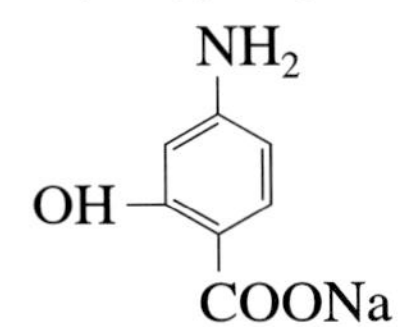
Ammonium chloratum	Ammonii chloridum	Ammoniumchlorid	NH_4Cl
Ammonium jodatum	Ammonii iodidum	Ammoniumiodid	NH_4I

6.5 Die lateinischen Bezeichnungen der Ester

Merke:

Die Alkyle *einwertiger* Alkohole erhalten die Endung **-is**
Die Alkyle *mehrwertiger* Alkohole erhalten die Endung **-i**

Die Säurereste der Ester haben Substantivcharakter und gleichen denen, die bei der Bildung der neuen lateinischen Salzbezeichnungen benutzt werden.

Ester einwertiger Alkohole

Wissenschaftlicher Estername	*Neue lateinische Bezeichnung*	*Alte lateinische Bezeichnung*
Methylsalicylat	Methylis salicylas	Methylum salicylicum
Ethylchlorid	Ethylis chloridum	Aethylium chloratum
Ethyloleat	Ethylis oleas	Aethylium oleinicum
Propylgallat	Propylis gallas	Propylium gallicum

Wörtliche deutsche Übersetzung: Das Gallat des Propyls

Ester mehrwertiger Alkohole

Wissenschaftlicher Estername	*Neue lateinische Bezeichnung*	*Alte lateinische Bezeichnung*
Ethylenglycolsalicylat	Ethylenglycoli salicylas	Glycolum salicylicum
Glyceroldistearat	Glyceroli distearas	Glycerinum distearinicum
Propylenglycoldilaurat	Propylenglycoli dilauras	Propylenglycolum dilaurinicum

Wörtliche deutsche Übersetzung: Das Distearat des Glycerols

6.6 Nomenklatur synthetischer Arzneistoffe

Synthetische Arzneistoffe als organisch-chemische Verbindungen lassen sich nach den Regeln der IUPAC (International Union of Pure and Applied Chemistry) eindeutig kennzeichnen. Daraus resultieren allerdings komplizierte, in der Praxis schwer handhabbare und kaum flüssig auszusprechende Bezeichnungen. Daher vergibt die Weltgesundheitsorganisation (WHO) für Arznei*stoffe* ebenso eindeutige, aber eingängigere, in den wichtigsten Sprachen verständliche Namen. Sie dürfen – im Gegensatz zu registrierten Warenzeichen der Arznei*mittel* – frei verwendet werden, es sind also internationale »Nicht-Eigennamen«, englisch »international non-proprietary names«, abgekürzt INN. Eine Substanz kann immer nur eine IUPAC-Bezeichnung und einen INN haben, aber unter verschiedenen Handelsnamen vermarktet werden. Handelsnamen werden gewöhnlich mit ® (für »registriert«) oder ™ (für »Trademark«) gekennzeichnet.

IUPAC-Bezeichnung	*INN*	*Handelsname(n)*
[2-(2,6-Dichloranilino)phenyl]essigsäure, Natriumsalz	Diclofenac	Voltaren®, Diclac® u. a.
1,4-Dihydro-2,6-dimethyl-4-(*o*-nitrophenyl)-3,5-pyridindicarbonsäure-dimethylester	Nifedipin	Adalat®, Corinfar®, Nifecor® u. a.
7-Chlor-2,3-dihydro-1-methyl-5-phenyl-1*H*-1,4-benzodiazepin-2-on	Diazepam	Valium®, Faustan® u. a.

Die WHO vergibt die INN auf Vorschlag der Hersteller nach Rücksprache mit nationalen Behörden. Die jeweilige Bezeichnung wird dann als vorgeschlagener, »proposed« INN veröffentlicht, um Einsprüche zu ermöglichen. Bleibt die Bezeichnung nach vier Monaten unwidersprochen, wird sie als »recommended INN« in das amtliche Verzeichnis aufgenommen.

Bei Kreation und Vergabe von INN wird darauf geachtet, dass es sich um relativ kurze eindeutige Bezeichnungen handelt, die in den meisten Sprachen gut geschrieben und ausgesprochen werden können. Verwechslungen mit anderen Substanzen sollen weitgehend ausgeschlossen sein. Rückschlüsse auf Indikationen, anatomische, physiologische oder pathologische Zusammenhänge sollen für Laien nicht, für Fachleute aber zu gewissem Grade möglich sein. Bei entsprechenden Vorkenntnissen werden chemische und pharmakologische Verwandtschaften zwischen den Arzneistoffen aus ihren INN ersichtlich. INN verschiedener Vertreter einer Substanzklasse haben bestimmte Kennsilben gemeinsam, die an verschiedenen Stellen im Wort auftreten können. In der wissenschaftlichen Umgangssprache werden inzwischen einzelne Substanzklassen allein durch die jeweilige INN-Kennsilbe charakterisiert (»Sartane«, »Statine«).

Beispiele

Kennsilbe	*Beispiele für INN*	*Substanzklasse*
Cef-	Cefalexin, Ceftriaxon, Ceftibuten	Antibiotika vom Cephalosporin-Typ
-estr-	Estradiol, Fosfestrol, Mestranol	Weibliche Geschlechtshormone, Estrogene
-cain	Cocain (!), Benzocain, Lidocain, Prilocain	Lokalanästhetika
-cort-	Hydrocortison, Flucortolon, Deflazacort	(einige) Corticosteroide
-coxib	Celecoxib, Valdecoxib, Rofecoxib	Cyclooxigenase(COX)-2-Hemmer «Coxibe»
-olol	Atenolol, Metoprolol, Propranolol, Bisoprolol	Beta-Rezeptorenblocker
-dipin	Nifedipin, Nitrendipin, Felodipin, Amlodipin	Calciumantagonisten vom Dihydropyridin-Typ
-tidin	Cimetidin, Ranitidin, Famotidin	H_2-Antihistaminika
-oxacin	Ofloxacin, Ciprofloxacin, Gatifloxacin	Antibiotika von Fluorochinolon-Typ (Gyrasehemmer)
-pril	Captopril, Enalapril, Perindopril, Lisinopril	ACE-Hemmer
-triptan	Sumatriptan, Almotriptan, Zolmitriptan	5-HT_1-Rezeptor-Agonisten »Triptane«
-statin	Simvastatin, Pravastatin, Fluvastatin	HMGCoA-Reduktasehemmer »Statine«
-sartan	Losartan, Telmisartan, Valsartan	Angiotensin-II-Rezeptor-Antagonisten »Sartane«

In den über 50 Jahren seiner Existenz ist das INN-System indes nicht ohne Inkonsistenzen geblieben. Ein Beispiel sind INN-Namen, die – keiner speziellen Regel folgend – nur in der englischsprachigen Literatur ein zusätzliches *e* am Ende erhalten. Beispiele sind: Carbamazepin*e*, Morphin*e*, Carbimazol*e*, Ceftazidim*e*, Theophyllin*e*, Chlordiazepoxid*e*, Naloxon*e*. Nicht aber zum Beispiel: Cefalexin, Chloramphenicol, Losartan, Sumatriptan, Ibuprofen, Ondansetron.

Für den Bereich neuentwickelter, molekularbiologisch hergestellter Proteinarzneistoffe wie monoklonale Antikörper (Suffix -mab) wurde das Konzept der Kennsilben erweitert, sodass aus dem Namen weitere Informationen, wie Art des Antikörpers, seine pharmakologischen Eigenschaften und seine Indikation ersichtlich sind. Die Nomenklatur für monoklonale Antikörper wird vom »United States Adopted Name« (USAN) Council festgelegt.

Je nach Art des Antikörpers wird die Endsilbe -mab beispielsweise zu -omab (reine Mausantikörper) oder -umab (Antikörper mit rein humanen Proteinsequenzen). Mischformen aus Maus- und Humanprotein erkennt man an den Silben -zumab (für sogenannte humanisierte Antikörper) und -ximab (für sogenannte chimäre Antikörper).
Weitere Buchstaben geben Auskunft zu Indikation oder Zielort. Die Silbe -tu- kennzeichnet ein Tumormittel, -vi- weist auf die antivirale, -ci- auf kardiovaskuläre Indikationen hin, -li(m)- steht für immunmodulatorische Eigenschaften. Das Präfix ist jeweils frei wählbar.

Beispiele

Edre – col – o – mab	Mausantikörper gegen kolorektales Karzinom
Ada – lim – u – mab	Humaner Antikörper zur Immunmodulation
Alem – tu – zu – mab	Humanisierter Antikörper zur Tumortherapie
Pali – vi – zu – mab	Humanisierter, antiviraler Antikörper
Ab – ci – xi – mab	Chimärer Antikörper mit kardiovaskulären Indikationen
Inf – li – xi – mab	Chimärer Antikörper zur Immunmodulation

6.7 Namensgebung von Fertigarzneimitteln

Warenzeichenrechtlich geschützte Handelsnamen werden vom Hersteller überwiegend nach marketingtechnischen Gesichtspunkten festgelegt. Bisweilen sind, vor allem bei Produkten, die schon lange auf dem Markt sind, Name des pharmazeutischen Unternehmers, Inhaltsstoffe, Arzneiform oder Indikationen aus dem Handelsnamen zu erschließen.

Beispiele

Handelsname	*Hersteller*	*Inhaltsstoff(e)*	*Arzneiform*	*Indikation oder Zielorgan*
Anaesthesin®				Lokale Schmerzlinderung
Sinfrontal®				Stirnhöhle (Sinus frontalis)
Partusisten®				Wehenhemmung (partus + sistieren)
Ginkobil®		Ginkgo (!) biloba		
Ismo®		Isosorbidmononitrat		
ACC® akut		Acetylcystein		
Baycillin®	Bayer	Penicillin		
CimLich®	Lichtenstein	Cimetidin		
Jenafenac®	Jenapharm	Diclofenac		
Thomapyrin®	Thomae			Fieber (pyr)
Prostafink®	Fink			Prostata
Injectopas®	Pascoe		Injektionslösung	

Handelsname	*Hersteller*	*Inhaltsstoff(e)*	*Arzneiform*	*Indikation oder Zielorgan*
Crataegutt®		Weißdorn (Crataegus)	Tropfen (Guttae)	
Magnesiocard®		Magnesium		Herz
Liquidepur®			Tropfen (liquidus – flüssig)	Abführmittel (Depurans)
Pulmicort®		Corticoid		Lunge
Salbulair®		Salbutamol	Aerosol	
Pentavac®		Fünf verschiedene Impfstoffe		Impfstoff (Vaczine)
Begrivac®	Behring			Grippe-Impfstoff

Um manch älteren Handelsnamen ranken sich interessante Entstehungslegenden; so soll der Handelsname für das erste Barbituratschlafmittel (Veronal®) auf einer Bahnfahrt nach Verona ersonnen worden sein. Das Psychopharmakon Dogmatil® widerlegte angeblich die Lehrmeinung (»tilgte das Dogma«), bestimmte Nebenwirkungen ließen sich nicht vermeiden.
Neuere Produkte tragen oft einen, weniger die rationale als die emotionale Verständnisebene ansprechenden Phantasienamen, der meist von professionellen Werbeagenturen ausgewählt wird: Abilify®, Balanca®, Inergy®, Integrilin®, Lyrica®, Votum®.

Im Apothekenalltag verdienen auch Zusatze zu Handelsnamen besondere Beachtung, da sie auf bestimmte Zielgruppen, abweichende Dosierungen, besondere Arzneiformen, ja sogar auf fehlende oder zusätzliche Inhaltstoffe hinweisen können. Verwechslungen können weitreichende Folgen haben. Wichtige, Dosisunterschiede bezeichnende Zusätze sind forte (= stark), mite (= mild), semi (= halb). Namenszusätze wie N (oft für »neu« – nicht mit den Packungsnormgrößen N1, N2, N3 verwechseln!), S (oft für »sine« = ohne) weisen auf eine geänderte Zusammensetzung hin. Es gibt allerdings eine Vielzahl unterschiedlicher Zusätze zu Handelsnamen, deren Bedeutung sich nicht verallgemeinern lässt. Gleiche Zusätze können je nach Hersteller, Wirkstoff oder Arzneiform unterschiedliche Bedeutung haben.

Beispiele

Nasentropfen K ratiopharm®	Für Kinder	Niedrigere Dosierung
Nasentropfen E ratiopharm®	Für Erwachsene	Höhere Dosierung
Isoptin® *KHK*	Gegen Koronare Herzkrankheit	
Isoptin® *RR*	Gegen hohen Blutdruck	doppelte Dosierung wie KHK
Euphyllong® *quick*	Brausetablette	statt Hartgelatinekapsel
Xanef® *Cor*	Cor = Herz	Halbe Dosierung wie Xanef
Pres® *plus*		Zusätzlicher Inhaltsstoff zur Wirkungsverstärkung
Allvoran® uno	Retardtablette	Einnahme nur einmal täglich
Estramon® Uno	uno = eins	Pflaster muss nur einmal pro Woche gewechselt werden
Prostagutt® mono	mono = eins	Nur ein Wirkstoff
Prostagutt® uno	uno = eins	Nur ein Wirkstoff; Einnahme nur einmal täglich
Thomapyrin®		Enthält Acetylsalicylsäure (250 mg), Paracetamol (200 mg), Coffein (50 mg)
Thomapypin® C	Vitamin C (Ascorbinsäure)	Enthält Acetylsalicylsäure (300 mg), Paracetamol (200 mg), Ascorbinsäure (300 mg)
Thilocanfol® Augentropfen		Einziger Wirkstoff: Azidamfenicol

Fortsetzung

Thilocanfol® C Augentropfen		Einziger Wirkstoff: Chloramphenicol
Estraderm® TTS	Transdermales Therapeutisches System	
Orfiril®		Schnell freisetzende Arzneiform
Orfiril® long		Retardkapseln mit längerer Wirkdauer

7 Lesen von Rezepten

7.1 Die Verordnung von Rezepturen

Das Lesen der ärztlichen Verordnungen setzt Vokabelkenntnisse, Verständnis der Deklination und das Wissen um einige Eigenarten lateinischer Rezeptvermerke voraus. Fehlerfreies Deuten der Verordnung ist die Grundbedingung für ein einwandfreies Rezeptieren und richtiges Taxieren in der Apotheke.

Aufbau eines Rezepttextes

1. *Jedes Rezept beginnt mit der lateinischen Terminologie der Zusammensetzung der herzustellenden Verordnung (praescriptio, ordinatio).* Das lateinische Wort »Recipe« (Abkürzung Rp.) hat seine Bedeutung verloren. Es handelt sich um den Imperativ des Verbs »recipere« mit der Bedeutung »Nimm!«. Die Rezeptursubstanzen, die dem Vermerk »Recipe« folgten, wurden in den Genitiv gesetzt, die Mengenangaben in den Akkusativ.
2. Durch eine sogenannte *Subscriptio* teilt der Arzt der Apotheke mit, was mit den aufgeführten Rezeptursubstanzen zu geschehen hat (Arbeitsanweisung). Diese Arbeitsanweisung kann drei verschiedene Formen haben:
   a) Misce, da, signa!
   Abkürzung: M. D. S.
   Deutsche Bedeutung: Mische, gib ab, signiere!

   b) Misce, (ut) fiat … (z. B. pulvis); dentur tales doses numero X
   Abkürzung: M. f. pulv. dent. tal. dos. Nr. X
   Deutsche Bedeutung: Mische, dass es ein Pulver (oder eine andere Darreichungsform) werde; diese Dosen sollen 10-mal gegeben werden.

   »Fiat« stellt die dritte Person Singular dar. Das Wort »dentur« (sie mögen gegeben werden) stammt vom Verb »dare« (geben) und ist die dritte Person Plural, Präsens, Konjunktiv, Passiv.

   c) Misce, (ut) fiant … (z. B. pulveres); divide in partes aequales numero X
   Abkürzung: M. f. pulv. div. i. part. aeq. Nr. X
   Deutsche Bedeutung: Mische, dass es Pulver (oder eine andere Darreichungsform) werde; teile in 10 gleiche Teile!

   Das Wörtchen »ut« ist das deutsche »dass«; da es oft weggelassen wird, ist es hier eingeklammert. Das Wort »fiant« stammt von dem Verb »facere« (machen). Es stellt die dritte Person Plural, Präsens, Konjunktiv, Passiv dar und bedeutet: Sie mögen gemacht werden (nämlich die Pulver).

Mengenangaben mit Dezimalkomma ohne Einheit sind Dosen in Gramm. Andernfalls ist die Einheit anzugeben.

Anhand eines Rezeptbeispiels soll gezeigt werden, wie dasselbe Rezept durch den Austausch der Subscriptio eine völlig andere Bedeutung bekommt:

Acidum acetylosalicylicum	0,5
Lactosum	1,5

Wird die Subscriptio – M. D. S. – benutzt (Bedeutung s. unter a), so verlangt man vom Rezeptar, diese Pulver zu mischen, das Gemisch in ein Behältnis zu geben und zu signieren. Dem »S« (signa) folgt oft eine Gebrauchsanweisung des Arztes, die auf die Packung zu übertragen und dem Patienten zu erklären ist.

Wird die Subscriptio – M. f. pulv. dent. tal. dos. Nr. X – benutzt (Bedeutung s. unter b), so verlangt man vom Rezeptar abgeteilte Pulver, die in Pulverkapseln und Schachteln abgegeben werden. Es ist jedoch eine ganz andere Dosierung; denn die angegebenen Dosen ergeben die Menge für 1 Pulver (es ist also 2 g schwer). Beim Rezeptieren müssen die angegebenen Mengen zunächst einmal mit 10 multipliziert werden, um daraus 10 Pulver à 2 g abteilen zu können *(Dispensiermethode).*

Wird die Subscriptio – M. f. pulv. div. i. part. aeq. Nr. X – benutzt (Bedeutung s. unter c), so verlangt man vom Rezeptar, diese angegebenen Dosen zu mischen und aus diesem Gemenge 10 Pulver abzuteilen. Ein abgeteiltes Pulver wäre dann nur 0,2 g (2:10) schwer *(Dividiermethode).* Es sind die im Rezept stehenden Grammangaben zu taxieren.

Eine falsche Deutung kann schwere Folgen haben.

Nicht immer haben alle Bestandteile einer komplexen Rezeptur eine gleichberechtigte Bedeutung in pharmakologischer Hinsicht. Oft gibt es einen Hauptwirkstoff (*Remedium cardinale*), dessen Wirkung durch andere Rezepturbestandteile (*Remedia adiuvantia*) unterstützt wird. Manche Stoffe sollen vornehmlich die Eigenschaften der Arzneiform verbessern, es sind Hilfsstoffe (*Constituentien*). Zu ihnen gehören auch geschmacksverbessernde Zusätze (*Corrigentien*).

Übungen zum Rezeptlesen

Übersetzung ins Deutsche

Bei jedem Übungsrezept sind, außer der Übersetzung ins Deutsche, folgende zwei Fragen zu lösen:

1. Welche Dosen sind im Einzelnen zu taxieren?
2. Wie viel wiegt ein Pulver, Zäpfchen oder dgl.?

Codeịnum phosphoricum	0,02	(Codeini phosphas)
Propyphenazọnum	0,3	

Massa ad suppositọria quantum satis
Misce fiat suppositọrium, dentur tales doses No. X
Signa: bis zu 3-mal täglich 1 Zäpfchen

Tinctụra Ipecacuạnhae			(Ipecacuanhae tinctura)
Spịritus Anisi compọsitus	āā	2,5	(Ammonii hydroxidi solutio anisata)
Sịrupus Thymi		10,0	(Thymi sirupus)
Ạqua consẹrvans	ad	100,0	(Aqua conservata)

Misce, da, signa: 3-mal täglich 1 Messlöffel voll

Papaverịnum hydrochlọricum	0,01	(Papaverini hydrochloridum)
Phenobarbitạlum	0,015	
Coffeịnum	0,1	
Phenacetịnum	0,15	
Propyphenazọnum	0,2	

Misce fiat capsula, dentur tales doses No. X
D. S. 3-mal täglich 1 Kapsel

Prednisolọnum			
Chloramphenicọlum	āā	0,05	
Ọleum Arạchidis	ad	10,0	(Arachidis oleum)

Misce fiat suspẹnsio
S.: Augentropfen

Beachte: Nach der sogenannten »Invocatio« (»Anrufung«) Rp. (für recipe = nimm!) stehen korrekterweise die nachfolgenden Rezepturbestandteile im Genitiv (»nimm 0,05 Gramm des Prednisolons«). Da Rezepturen gewöhnlich in abgekürzter Schreibweise verordnet werden, ist diese Tatsache aber zusehends in Vergessenheit geraten. Für das letztgenannte Beispiel lauten die Formen:

Rp.

Prednisoloni		
Chloramphenicoli	āā	0,05
Olei Arachidis	ad	10,0

Übung 1

Die folgenden Rezepte sind in die »Neue lateinische Bezeichnung« zu übersetzen, und zwar in abgekürzter und in ausgeschriebener Form mit sämtlichen Endungen.

Hagebuttenschalen		30,0
Lindenblüten		25,0
Holunderblüten		35,0
Süßholzwurzel	ad	100,0

Mische, gib ab und signiere: 1 Teelöffel mit 1 Tasse siedendem Wasser übergießen

Belladonnaextrakt	0,15
Papaverinhydrochlorid	0,18
Phenobarbital	0,3
Propyphenazon	1,8

Zäpfchenmasse genügend viel
Mische, dass es Zäpfchen werden;
Teile in 6 gleiche Teile!
Signiere: Im Anfall 1 Zäpfchen einzuführen

Nichtionogene emulgierende Alkohole		2,0
Flüssiges Wachs		8,0
Chloroform		3,0
Campher		5,0
Ammoniak-Lösung 10 %		22,0
Gereinigtes Wasser	ad	100,0

Mische, dass es ein Liniment werde!
Signiere: Äußerlich

Natriumnitrit	0,03
Papaverinhydrochlorid	0,04
Phenobarbital-Natrium	0,03
Magnesiumoxid	0,1

Mische, dass es 20 Pulver werden!

Pfefferminztinktur	10,0
Enziantinktur	10,0

Mische, gib ab und signiere: 3-mal täglich 10 Tropfen

Übung 2

Schreibe für die nachfolgenden Rezepte die lateinischen Bezeichnungen in ungekürzter Form und übersetze sie!

Fol. Menth. pip.		
Flor. Chamomill.		
Radix Valerian.	āā	30,0
Fruct. Carv.		10,0

M. D. S.: 1 Esslöffel mit einer Tasse siedendem Wasser übergießen

Sol. Kal. iod. 2,5 %	200,0

M. D. S.: 2-mal täglich 1 Esslöffel

Ol. Foenicuculi amar.		0,5
Bismut. subnitr. pond.		
Magnes. oxidat. pond.	āā	20,0
Calc. carbonic.	ad	100,0

M. D. S.: 3-mal täglich $^1/_2$ Messlöffel

Prednisolon.	0,005
Nitrofural.	0,05
Glucos. anhydric.	1,0
Gelatin. glycerolat.	q. s.

M. f. glob. vagin.
D. tal. Dos. No. X
S.: Jeden 2. Abend eine Vaginalkugel einführen

Uvae urs. fol.	35,0
Orthosiphon. fol.	30,0
Betul. fol.	15,0
Equiset. herb.	15,0
Menth. pip. fol.	5,0

M. f. spec.
S.: 1 Esslöffel Tee mit einer Tasse siedendem Wasser übergießen

7.2 Die Verordnung von Fertigarzneimitteln

Heute werden überwiegend Fertigarzneimittel verordnet. Auf dem Rezeptblatt (Abb.) angegeben ist in der Regel das eingetragene Warenzeichen eines bestimmten Herstellers.

Zur Angabe der Packungsgröße bestehen verschiedene Möglichkeiten. So kann die Anzahl der gewünschten Tabletten, Zäpfchen etc. explizit angegeben werden. Dies geschah früher überwiegend in römischen Zahlen; seit Rezepte gewöhnlich als Computerausdruck vorliegen, begegnen dem Apotheker fast nur noch arabische Zahlen. Häufig steht vor der Mengenangabe die Abkürzung »Nr.« für »numero« (in der Zahl von). Bisweilen findet sich als Mengenangabe die Bezeichnung O.P. oder OP für »Originalpackung«, womit die kleinste im Handel befindliche Packung gemeint ist. In der von 1993 bis 2003 gültigen »Verordnung über die Zuzahlung

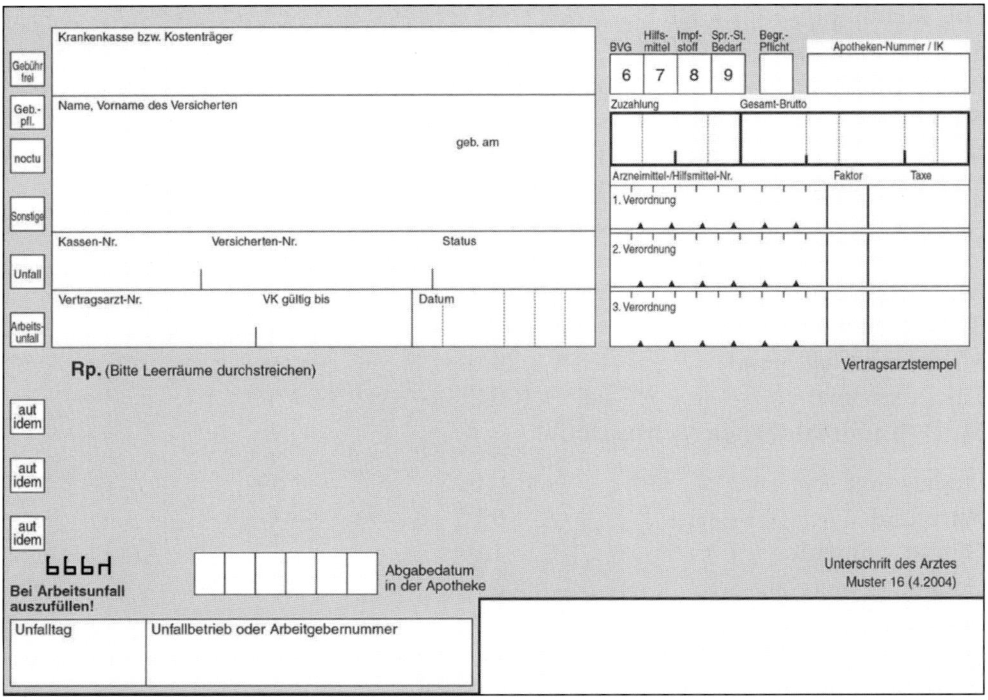
Gebühr frei
Geb.-pfl.
noctu
Sonstige
Unfall
Arbeitsunfall
Krankenkasse bzw. Kostenträger
Name, Vorname des Versicherten
geb. am
Kassen-Nr. Versicherten-Nr. Status
Vertragsarzt-Nr. VK gültig bis Datum
BVG Hilfsmittel Impfstoff Spr.-St. Bedarf Begr.-Pflicht Apotheken-Nummer / IK
6 7 8 9
Zuzahlung Gesamt-Brutto
Arzneimittel-/Hilfsmittel-Nr. Faktor Taxe
1. Verordnung
2. Verordnung
3. Verordnung
Rp. (Bitte Leerräume durchstreichen)
Vertragsarztstempel
aut idem
aut idem
aut idem
Bei Arbeitsunfall auszufüllen!
Abgabedatum in der Apotheke
Unterschrift des Arztes
Muster 16 (4.2004)
Unfalltag
Unfallbetrieb oder Arbeitgebernummer

bei der Abgabe von Arznei- und Verbandmitteln in der vertragsärztlichen Versorgung« wurde eine Normierung von Packungsgrößen versucht, die sich danach richtete, ob das Arzneimittel zum Test seiner Verträglichkeit bzw. zur Behandlung von Krankheiten mit erfahrungsgemäß kurzer Dauer (Größe N1), zur Behandlung von Krankheiten mittlerer Dauer (N2) oder zur Dauertherapie (N3) gedacht war. Die jeweilige, in der abzugebenden Packung enthaltene Stückzahl orientierte sich an der Indikation des Präparates. Näherungsweise gilt, dass N1 die kleinste, N2 die zweitkleinste und N3 die drittkleinste Packung bezeichnete.

Beispiele:

Indikationsgruppe	*N1*	*N2*	*N3*
Analgetika	10	30	50
Antibiotika/Chemotherapeutika	14	30	100
Antidiabetika	30	120	–
Antihypertonika	30	60	100
Betarezeptorenblocker	30	50	100
Hypnotika/Sedativa	10	20	–
– pflanzliche	50	100	–
Kardiaka	30	50	100

Die Signatur (Gebrauchsanweisung) muss vom Apotheker auf die abzugebende Packung übertragen und/oder dem Patienten erläutert werden. Gewöhnlich sind die Einnahmehinweise auf dem Rezept in Klarschrift angegeben (»3-mal täglich 10 Tropfen«). Allmählich bürgert sich jedoch auch auf Rezepten die in der Klinik übliche Angabe »morgens – mittags – abends – (nachts)« ein. Die Angabe 1 – 0 –1 bedeutet also, dass morgens und abends eine abgeteilte Arzneiform (Tablette, Zäpfchen etc.) gegeben werden soll. Analog wird bei Tropfen verfahren (20 – 10 – 20). Die Einführung neuer Rechtsverordnungen machte in jüngster Zeit weitere Angaben auf dem Rezeptblatt erforderlich. Seit 1. 1. 1995 muss für jeden abgegebenen Artikel die sogenannte Pharmazentralnummer maschinenlesbar in die vorgesehenen Felder eingetragen werden. Dabei handelt es sich um eine siebenstellige Zahl, die apothekenübliche Waren eindeutig identifiziert. Sie ist auch Grundlage von EDV-Anwendungen im Arzneimittelbereich.

Durch Ankreuzen des links auf dem Rezeptformular befindlichen »Aut-idem-Feldes« kann der Arzt ausschließen, dass in der Apotheke ein dem verordneten Handelspräparat wirkstoffgleiches und preisgünstiges Fertigarzneimittel eines anderen Herstellers abgegeben wird, was ansonsten unter bestimmten Umständen gesetzlich möglich ist. »Aut idem« (»oder Gleiches«) ist streng zu unterscheiden von »aut simile« (»oder Ähnliches«), was zur Abgabe eines gleichartig wirkenden Präparates berechtigen würde. Eine derartige Substitution ist jedoch nicht gestattet.

7.3 Abkürzungen von lateinischen Bezeichnungen und ihre Bedeutung

aa (āā)	ana	je (zu gleichen Teilen)
aa (ad)	ana partes aequạles (ad)	zu gleichen Teilen (bis)
ac., acid.	acidum	Säure
add.	adde	füge hinzu
ad inj.	ad injectiọnem	zur Injektion
ad lib.	ad lịbitum	nach Belieben
ad man. med.	ad manus medici	zu Händen des Arztes
ad us. ext.	ad usum extẹrnum	zum äußerlichen Gebrauch
ad us. prop.	ad usum prọprium	zum eigenen Gebrauch
ad us. vet.	ad usum veterinạrium	zum tierarzneilichen Gebrauch
alb.	albus	weiß
alc.	alcoholum	Alkohol
anhydr.	anhydricus	wasserfrei
aq.	aqua	Wasser
aquos.	aquọsus	wässrig, wasserhaltig
aut. id.	aut idem	oder Gleiches

aut simil.	aut simile (similia)	oder Ähnliches (ähnliche)
bals.	balsamum	Balsam
bisdep.	bisdepurạtus	doppelt gereinigt
bisrectif.	bisrectificạtus	doppelt rektifiziert
c.	cum oder contra	mit oder gegen
c. flor.	cum floribus	mit Blüten
comp.	compọsitus	zusammengesetzt
conc.	concentrạtus	konzentriert
conc., cc.	concịsus	geschnitten
cont.	contụsus	zerstoßen, gequetscht
cort.	cortex	Rinde
crist.	cristallisạtus	kristallin
crud., crd.	crudus	roh
D.	detur, dentur	es soll(en) gegeben werden
D.	da	gib (ab)
decoct.	decọctum	Abkochung
dep.	depurạtus	gereinigt
dil.	dilụtus	verdünnt
div. i. part. aeq.	divide in partes aequạles	teile in gleiche Teile
dos.	dosis, doses	Menge, Mengen
elect.	electus	auserlesen, ausgesucht
empl.	emplạstrum	Pflaster
emuls.	emụlsio	Emulsion
extr.	extrạctum	Extrakt
f.	fiat, fiant	es werde(n)
factit.	factịtius	künstlich
flor.	flores	Blüten
fluid.	fluidus	flüssig
fol.	folia	Blätter
fort.	fortis	stark
fruct.	fructus	Früchte
glob. vag.	glọbuli vaginạles	Vaginalkugeln
granul.	granulạtus	gekörnt
gross.	grossus	grob
gross. plv.	grosse pulverạtus	grob gepulvert
gutt., gtt.; gtts.	guttae, guttas	Tropfen
herb.	herba	Kraut
inh.	inhalạtio	Inhalation
inj.	injẹctio	Injektion
inspiss.	inspissạtus	eingedickt

i.a.	intra arteriam oder intra articulationem	intraarteriell, in die Arterie oder intraartikulär, ins Gelenk
i.m.	intra mụsculum	intramuskulär, in den Muskel
i.p.	ipse parạtus	selbst bereitet
i.v.	intra venam	intravenös, in die Vene
lin.	linimẹntum	Liniment
liquef.	liquefạctus	verflüssigt
liq.	liquor, liquidus	Flüssigkeit, flüssig
lot.	lotio	Lotion, Schüttelmixtur
M., m.	misce	mische
mass.	massa	Masse
M.D.S.	misce, da, signa	mische, gib ab und bezeichne
m. f.	misce (ut) fiat	mische, (damit) entstehe
mixt.	mixtụra	Mixtur
muc.	mucilạgo	Schleim
mund.	mundạtus	geschält
natur.	naturạlis, e	natürlich
Nr. (No.)	nụmero	in der Zahl von
oculent.	oculẹntum	Augensalbe
oculog.	oculogụttae	Augentropfen
ol.	oleum, oleọsus	Öl, ölig
O.P.	–	Originalpackung
otog.	otogụttae	Ohrentropfen
ox.	oxidus	…oxid
part. aeq.	partes aequạles	gleiche Teile
penic.	penicịllus	Haarpinsel
pond.	ponderosus	schwer
praec.	praecipitạtus	gefällt
pro baln.	pro bạlneo	für das Bad
pro d.	pro diẹ	für (pro) Tag
pro dos.	pro dosi	pro Einzelgabe, Menge
pro inf.	pro infạntibus	für Kinder
pro stat.	pro statiọne	für die Station, den Stationsgebrauch
pro us. ext.	pro usu extẹrno	zum äußeren Gebrauch
pro us. med.	pro usu medicinạli	zum medizinischen Gebrauch
pro us vet.	pro usu veterinạrio	zum tierärztlichen Gebrauch
pulv., plv.	pulvis, pulveratus	Pulver, gepulvert
pulv. gross.	pulvis grossus	grobes Pulver
pur.	purus	rein
puriss.	purịssimus	reinst zur Analyse
q. l.	quantum libet	genügend viel

q. s.	quantum satis	so viel, (dass es) genug (ist)
rad.	radix	Wurzel
rhinog.	rhinogụttae	Nasentropfen
rhiz.	rhizọma	Wurzelstock
rect.	rectificạtus	rektifiziert, gereinigt
rot.	rọtula	Plätzchen
Rp.	recipe	nimm
S.	signa	bezeichne
s.	sine	ohne
s.c.	sub cutem	subkutan, unter die Haut
s. conf.	sine confectione	ohne Verpackung
s. o.	sine olla	ohne Kruke
s. v.	sine vitro	ohne Glas (Abgabegefäß) berechnen
sem.	semen	Samen
sicc.	siccus, siccatus	trocken, getrocknet
simpl., spl.	simplex	einfach
sir.	sirupus	Sirup
sol.	solụtio, solụtus	Lösung, gelöst
solv.	solve, solvens	löse, lösend
spec.	species	Teemischung
spir.	spiritus	Spiritus
spiss.	spissus	eingedickt
subl.	sublimạtus	sublimiert
subt.	subtilis	fein
supp.	suppositọrium	Zäpfchen
susp.	suspẹnsio	Suspension
tabl., tab.	tabulẹtta	Tablette
tal. dos.	tales doses	solche Mengen
tct., tinct.	tinctụra	Tinktur
techn.	tẹchnicus	technisch
titr.	titrạtus	titriert, eingestellt
tot.	totus	ganz
trit.	triturạtio	Verreibung
ungt.	unguẹntum	Salbe
us.	usus	Gebrauch
ust.	ustus	gebrannt
v. ampl.	vịtrum amplum	Weithalsglas
v. gutt.	vịtrum guttatọrium	Tropfglas
vulg.	vulgạris, e	gewöhnlich

7.4 Übungen zum Ergänzen von abgekürzten lateinischen Bezeichnungen

In den folgenden Übungen werden abgekürzte lateinische Bezeichnungen gebracht. Sie sollen durch die Studierenden ergänzt und übersetzt werden.

Die Übungen sind als Wiederholung des gesamten Stoffes eine gute Prüfung für das erreichte Wissen und Verständnis für die Anwendung der Deklinationen und grammatikalischen Besonderheiten. Hierbei sei darauf hingewiesen, dass die im Abschnitt 7.3 angeführten Abkürzungen nur eine Auswahl darstellen. Die Abkürzungen gehen auf Wörter zurück, die dem Leser begegnet sind.

Übersetzungsübung

Ligni carbo pulv.; Frangul. cortex conc.; Althaeae rad. cc.; Bals. peruvian.; Mixt. solv.; Natr. citr. sol. comp.; Ethanol. anhydr.; Liquiriti. pulv. comp.; Spir. camphor.; Oculent. simpl.; Sulf. colloid.; Betul. fol. cc.; Gentian. extr. sicc.; Ammon. hydrox. sol. 10 per cent.; Sol. oral.; Acid. boric.; Dextr.; Aq. ad iniectabil.; Sapo kalin.; Iecoris aselli ol.; Sulf. ad us. ext.; Aq. conservat.; Terra silic. purificat.; Cresol. sol. saponat.; Ricin. ol. emulsio; Crataeg. extr. fluid.; Absinth. tinct.; Liquiriti. extr. sicc.; Spirit. russic.; Sorbitol. solution. infundibil.; Argent. colloidal.

Übersetzungsübung

Menth. pip. fol. cc.; Hydrog. perox. 30 p. cent.; Iodi sol. ethanolic.; Zinc. pasta moll.; Valerian. tinct. comp.; Paraffin. liquid.; Sir. simpl.; Vasel. ol. flav.; Iecor. aselli ol. ungt.; Ungt. aromatic.; Acid. lact.; Mixt. solv.; Ammon. hydrox. sol. anisat.; Collod. salicylat.; Paraffin. liquid. emuls. peroral.; Gutt. ophthal.; Liniment. ammon.; Supp. antihaemorrhoid.; Natr. chlor. sol. isoton.; Tct. carminat.; Acid. acetylsalicyl. compress.; Zinci ox. lot.; Silic. dioxid. praecip.; Sapo medic.; Emplastr. saponat.; Sulf. ungt. comp.; Sulf. in fil.; Phenol. liquefact.; Menth. piper. fol.; Pepsin. vin.; Op. tinct. normat.; Secal. cornut.; Scill. bulb.; Meliss. fol.; Mate fol. virid.

Übersetzungsübung

Spec. nerv.; Spec. lax.; Mel depur.; Faex medic.; Vin. gallic. spir.; Formald. sol. 35 per centum.; Spir. eth.; Sal Ems artific.; Althae. spec.; Collod. elast.; Limon. aetherol.; Cinchon. cort.; Spir. camph.; Spec. pect.; Sirup. emet.; Acid. boric. sol.; Betul. pix.; Bellad. fol. extr. sicc. normat.; Valerian. extr. sicc.; Plumb. empl.; Vasel. alb. ophthalm.; Plumbi empl. ungt.; Acid. formic. sol. spirit.; Lan. alc. ungt.; Peps. vin.; Adeps lan. c. aq.; Absinth. tinct. comp.

8 Medizinische Terminologie

8.1 Grundsätzliches

Die medizinische Fachsprache ist – wie die pharmazeutische – historisch gewachsen und setzt sich aus verschiedenen Sprachelementen zusammen. Griechisch und Latein sind auch hier die wichtigsten Grundlagen. Die Fachbegriffe werden gewöhnlich aus den Elementen *Vorsilbe* (Präfix), *Wortstamm* und *Nachsilbe* (Suffix) gebildet.

Beispiel: Hyper – thyre – ose (Überfunktion der Schilddrüse)
Präfix Stamm Suffix

Diese drei Elemente können auf verschiedene Weise kombiniert werden:

Wortelemente	*Beispiele*
Mehrere Wortstämme	Myo-kard (Herzmuskel), Leuko-zyten (weiße Blutkörperchen)
Präfix und Wortstamm	Hyper-tonus (Hochdruck), Epi-dermis (oberste Hautschicht)
Mehrere Präfixe und/ oder mehrere Wortstämme	Hypo-glyk-ämie (Zustand zu niedrigen Blutzuckerspiegels), Post-chole-zyst-ek-tomie-syn-drom (Krankheitsbild nach operativer Entfernung der Gallenblase)
Wortstamm und Suffix	Tonsill-itis (Mandelentzündung), Arteri-ole (kleines arterielles Blutgefäß)
Mehrere Wortstämme und/ oder mehrere Suffixe	Pyelo-nephr-itis (Nierenbeckenentzündung), Vas-kul-ar-isa-tion (Durchwachsung mit Gefäßen)
Präfix(e), Wortstamm/ -stämme, Suffix(e)	Endo-kard-itis (Entzündung der Herzinnenhaut); Inter-kost-al-neur-alg-ie (Schmerzen der Zwischenrippennerven)

Nicht immer finden sich in zusammengesetzten Termini die einzelnen Bestandteile in ihrer ursprünglichen Form. So gibt es die Phänomene des Vokalschwundes, z. B. in Psychiatrie (eigentlich Psych**e**iatrie) oder in Nephrektomie (eigentlich Nephr**o**ektomie) und des Konsonantenschwundes, z. B. in Dilatation (eigentlich

Di**s**latation) oder in Systole (eigentlich Sy**n**stole). Auch die Einfügung von sogenannten Kompostionsvokalen (meist -o-) wie in Hepat**o**megalie oder kanzer**o**gen sind häufig. Unter Assimilation versteht man die Angleichung zweier aufeinanderfolgender Vokale, z. B. in Appendix (aus A**dp**endix) oder Kollaps (aus Co**nl**aps). Im Folgenden werden einige wichtige Präfixe und Suffixe medizinisch-terminologischer Beispiele vorgestellt. Sie finden jedoch ebenso breite Anwendung in der pharmazeutischen Fachsprache.

8.2 Vorsilben (Präfixe)

Präfix	*Bedeutung*	*Beispiele*
a-, an-	Verneinung	Asystolie – Fehlende Kontraktion des Herzmuskels, Herzstillstand Anästhesie – (Schmerz-)Unempfindlichkeit
ab-	von . . . weg	Abstinenz – Enthaltung Abortiva – Abtreibungsmittel
ad-	an, heran, zu	Appendix – Anhang, Wurmfortsatz Adhäsion – Aneinanderhaften
an(a)-	1. hinauf 2. auseinander	Anabolismus – Aufbaustoffwechsel Analyse
ant(i)-	gegen	Antirheumatika – Mittel gegen rheumatische Erkrankungen Antidot – Gegenmittel
con-	zusammen	Kontraktion – Zusammenziehung Konjunktiva – Bindehaut des Auges
contra-	gegen	Kontraindikation – Gegenanzeige (Zustände, bei denen Arzneimittel nicht angewandt werden dürfen) kontralateral – auf der entgegengesetzten Seite
de-	von . . . weg	Desinfektion – Entkeimung Dehydratation – Entzug von Wasser aus Körpergeweben
dia-	1. durch 2. auseinander	Diarrhoe – Durchfall Diurese – Harnausscheidung Diagnose – Erkennung von Krankheiten Diastole – Erschlaffung des Herzmuskels

di(s)-	auseinander	Dilatation – Erweiterung
dys-	von der Norm abweichend	Dysfunktion – Funktionsstörung Dyspepsie – Verdauungsstörung
e-, ek-, ex-	aus . . . heraus	Exitus – Tod Exophthalmus – hervortretender Augapfel
en-, em-	in . . . hinein	Embolie – Gefäßverstopfung
endo-	innerhalb	endogen – von innen kommend Endoprothese – Ersatz eines Körperorgans oder Organteils
ep(i)-	auf, darauf	Epidermis – Oberhaut
eu-	gut	eutroph – wohlernährt
hyper-	über	Hypertonie – Bluthochdruck Hyperventilation – übermäßige Atemfrequenz
hypo-	unter	Hypoglykämie – Zustand zu niedrigen Blutzuckerspiegels Hypoxie – Sauerstoffmangel
in-	1. hinein	Intoxikation – Vergiftung Injektion – »Einspritzung«
	2. Verneinung	Inkompatibilität – Unverträglichkeit zweier Arzneimittel außerhalb des Körpers (in vitro) Insuffizienz – Schwäche
inter-	zwischen	Interkostalneuralgie – Schmerzen im Bereich der Zwischenrippennerven Interaktion – Wechselwirkung zweier Arzneistoffe im Körper (in vivo)
intra-	innerhalb, in . . . hinein	intravenös – in die Vene Intrakutannaht – Naht innerhalb der Haut zur Vermeidung sichtbarer Stichkanäle
kata-	herab	Katabolismus – abbauender Stoffwechsel, Eiweißabbau Katarrh – Schleimhautentzündung der Atemwege

ob-	gegen	obsolet – veraltet Obstipation – Verstopfung
par(a)-	neben	Parästhesie – Missempfindung paraneoplastisch – mit einer Krebserkrankung einhergehend
per-	durch	Perforation – Durchbruch perkutan – durch die Haut
peri-	um . . . herum	Perikard – Herzbeutel Peripherie – Umgebung
poly-	viel	Polyarthritis – Entzündung mehrerer Gelenke
post-	nach	postoperativ – nach der Operation posttraumatisch – nach Verletzung entstanden
prae-	vor	pränatal – vor der Geburt Präputium – Vorhaut
pro-	vor, für	Prolaps – »Vorfall« innerer Organe Prostata – Vorsteherdrüse
re-	zurück	Remission – Rückbildung von Krankheitserscheinungen reversibel – rückgängig zu machen
sub-	unter, unterhalb	subkutan – unter die Haut subdural – unter der Hirnhaut
syn-	zusammen mit	synchron – gleichzeitig Syndrom – Komplex verschiedener Krankheitssymptome
trans-	hindurch, hinüber	Transplantation – Organverpflanzung Transfusion – Blutübertragung

8.3 Nachsilben (Suffixe)

-ago, -igo	(krankhafte) Aktivität	Lumbago – »Hexenschuss« Vertigo – Schwindel
-bilis	Fähigkeit	Permeabilität – Durchlässigkeit inoperabel – nicht zu operieren

-gen	1. erzeugend, verursachend 2. erzeugt, entstanden aus	pathogen – krank machend teratogen – Missbildungen hervorrufend exogen – von außen verursacht
-ia, -ie	Symptom, Krankheit, Verfahren	Hämaturie – Ausscheidung von Blut im Urin Appendektomie – »Blinddarm«entfernung
-iasis	Krankheit	Cholelithiasis – Gallensteinleiden Helminthiasis – Wurmerkrankung
-io(n)	Vorgang, Tätigkeit	Sectio – Schnitt Sekretion – Absonderung
-ismus	Normabweichung, Vergiftung, Krankheit	Alkoholismus – Alkoholmissbrauch Strabismus – Schielen
-itis	Entzündung	Arthritis – Gelenkentzündung Appendizitis – Blinddarmentzündung
-om(a)	Schwellung, Geschwulst	Hämatom – Bluterguss Karzinom – Krebsgeschwulst
-or	Zustand	Tremor – Muskelzittern Dolor – Schmerz
-osis, -ose	pathologischer Zustand	Arthrose – degenerative Gelenkerkrankung Parodontose – Schwund von Zahnfleischgewebe
-phil	zu etwas neigend	Hämophilie – Blutungsneigung (Bluterkrankheit) lipophil – fettlöslich
-phob	etwas abwehrend	Klaustrophobie – Angst vor dem Aufenthalt in geschlossenen Räumen hydrophob – wasserabweisend
-(i)tas	Zustand	Adipositas – Fettleibigkeit Debilitas – Schwäche
-ur(a)	Merkmal, Ergebnis eines Vorgangs	Fraktur – Knochenbruch Ruptur – Riss
-zid	vernichtend	bakterizid – bakterientötend Suizid – Selbstmord

Übung

Bilden Sie Fachbegriffe, die das Gegenteil der folgenden Termini ausdrücken: hydrophil, Systole, Hypotonie, postoperativ, endogen, katabol, Dilatation, Analyse.

8.4 Einige wichtige medizinische Termini

Im Folgenden werden einige wichtige Begriffe der medizinischen Terminologie in thematischer Gliederung vorgestellt. Im Vordergrund stehen dabei pathologische Zustände und Untersuchungsmethoden; die terminologischen Grundlagen in Anatomie und Physiologie erschließen sich durch die beigefügten Worterklärungen.

In jüngerer Zeit hat es sich vor allem in der Medizin (weniger in den Naturwissenschaften) eingebürgert, Fachbegriffe ungeachtet ihrer sprachlichen Herkunft im Deutschen so zu schreiben, wie sie ausgesprochen werden. Während beispielsweise in der Chemie meist noch Calcium geschrieben wird, verwenden Mediziner (so auch Pschyrembels Medizinisches Wörterbuch) die »eingedeutschte« Schreibweise Kalzium (z. B. in Hyperkalzämie). Entsprechend wird auch im Folgenden verfahren.

8.4.1 Zentrales Nervensystem (ZNS)

Meningitis	gr. meningx – Hirnhaut -itis – Entzündung	Hirnhautentzündung
Enzephalitis	gr. enkephalos – Gehirn	Gehirnentzündung
Frühsommer-meningoenzephalitis (FSME)		Durch Zeckenbiss übertragbare, virale Gehirn(haut)-Entzündung
Commotio (cerebri)	lat. commotio – Erschütterung lat. cerebrum – Gehirn	Gehirnerschütterung
Zerebralsklerose	gr. skleros – hart	Durchblutungsstörung des Gehirns
Zephalgie	gr. kephale – Kopf gr. algos – Schmerz	Kopfschmerz
Hemikranie	gr. hemi – halb gr. kranion – Schädel	halbseitiger Kopfschmerz, Migräne
Poliomyelitis	gr. polios – grau gr. myelos – Mark	Entzündung der grauen Rückenmarkssubstanz

Apoplex(ie)	gr. apoplessein – niederschlagen	Schlaganfall
Epilepsie	gr. epilepsia – »Fallsucht«	anfallsartig auftretende Funktionsstörung des Gehirns
Multiple Sklerose (MS)	lat. multi- viel gr. skleros – hart	Erkrankung des ZNS, charakterisiert durch zahlreiche Defekte an den Markscheiden der Nerven
Elektroenzephalogramm (EEG)	gr. graphein – schreiben	Untersuchungsmethode mit Aufzeichnung elektrischer Hirnströme
Liquor cerebrospinalis	lat. liquor – Flüssigkeit lat. spina – Dorn, Rückgrat	Gehirn-Rückenmark-Flüssigkeit
Hemiplegie	gr. plege – Schlag	Lähmung einer Körperseite
Tetraplegie	gr. tettares – vier	Lähmung aller vier Gliedmaßen
Synkope	gr. synkoptein – zusammenschlagen	kurzzeitiger Bewusstseinsverlust
Lumbago	lat. lumbus – Lende	von der Lendenwirbelsäule (LWS) ausgehender, schmerzhafter Zustand (»Hexenschuss«)
Psychose	gr. psyche – Seele -ose – krankhafter Zustand	Geisteskrankheit
Psychosomatik	gr. soma – Körper	Einfluss des Seelischen auf die Organfunktionen
Depression	lat. deprimere – niederdrücken	Niedergeschlagenheit
Schizophrenie	gr. schizein – spalten gr. phren – Geist, Gemüt	»Spaltungsirresein«; Neben- und Miteinander von gesunden und krankhaften Verhaltensweisen
Manie	gr. mania – Raserei, Wahnsinn	psychotischer Zustand mit Antriebssteigerung und gehobener Stimmungslage
Demenz	lat. demens – unvernünftig	Verblödung, geistiger Verfall

Delirium	lat. delirare – verrückt sein	Bewusstseinstrübung mit Wahnvorstellungen, Unruhe, Halluzinationen
Koma	gr. koma – fester Schlaf	Zustand tiefer Bewusstlosigkeit
Hypochondrie	gr. hypochondria – Gegend unter den Rippen, nach antiker Vorstellung Sitz der Seele	Krankheitseinbildung
Hysterie	gr. hystera – Gebärmutter, deren krankhafte Veränderung in der Antike als hysterieauslösend galt	demonstrativ theatralisches Verhalten

8.4.2 Vegetatives Nervensystem

Polyneuropathie	gr. polys – viel gr. neuron – Nerv gr. pathos – Leiden	Erkrankung mehrerer peripherer Nerven
Vegetative Dystonie	gr. dys- Normabweichung gr. tonos – Anspannung	nervös bedingte Kreislauflabilität
Tetanie	gr. tetanos – Spannung	neuromuskuläre Übererregbarkeit, Krampf

8.4.3 Herz/Kreislauf/Blut

Arteriosklerose	gr. arteria – Schlagader gr. skleros – hart	Durchblutungsstörung, »Arterienverkalkung«
Hypertonie	gr. hyper – über	Bluthochdruck
RR	nach dem italienischen Kinderarzt S. Riva-Rocci (Erfinder des Messprinzips)	Symbol für Blutdruck
Herzinsuffizienz	lat. insufficere – nicht genügen	Herzmuskelschwäche
Ischämie	gr. ischein – zurückhalten gr. haima – Blut	Mangeldurchblutung

Angina pectoris	lat. angina – Enge lat. pectus – Brust	Beklemmungsgefühl des Brustkorbs infolge einer Sauerstoffmangelversorgung des Herzmuskels
Myokard-infarkt (MI)	gr. mys – Maus (→ Muskel) gr. kardia – Herz lat. infarcire – verstopfen	Absterben von Herzmuskel-Gewebe mangels Blutzufuhr
Arterielle Verschluss-krankheit (AVK)		Minderdurchblutung infolge verengter Arterien
koronare Herz-krankheit (KHK)	lat. corona – Kranz	Minderdurchblutung der Herzkranzgefäße
Claudicatio intermittens		»Intermittierendes« Hinken bei chronischer AVK der Beinarterien
Tachykardie	gr. tachys – schnell gr. kardia – Herz	Herzrasen (Frequenz über 100 Schläge/min)
Bradykardie	gr. bradys – langsam	verlangsamter Herzschlag (Frequenz unter 60/min)
Arrhythmie	gr. a- (Verneinung) gr. rhythmos – Rhythmus	unregelmäßiger Herzschlag
Diastole	gr. (hier) – auseinander gr. stellein – ziehen	Erschlaffung des Herzmuskels
Systole	gr. syn – zusammen	Kontraktion des Herzmuskels
Extrasystole	lat. extra – außerhalb	außerhalb des regulären Rhythmus auftretende Herzschläge
Supraventrikuläre Extrasystole	lat. supra – oberhalb	Extrasystole ausgehend vom Herzvorhof
Ventrikuläre Extrasystole	lat. ventriculus – Kammer	Extrasystole ausgehend von der Herzkammer
AV-Block	Abk. AV – atrioventrikulär lat. atrium – Hof	Blockierung der Reizleitung im Herzen zwischen Vorhof und Kammer
Endokarditis	gr. endo – innen	Entzündung der Herzinnenhaut

Hyperventilation	gr. hyper – über lat. ventilare – lüften	übermäßige Steigerung der Atmung
Aneurysma	gr. aneurysma – Erweiterung	Ausweitung einer arteriellen Gefäßwand
Anämie	gr. an (Verneinung) gr. haima – Blut	»Blutarmut«, Eisenmangel
Varikose	lat. varix – Krampfader	ausgedehnte Krampfaderbildung
Thrombose	gr. thrombos – dicker Tropfen, Klumpen	Blutpfropfbildung
Embolie	gr. embolos – Keil, Pfropf	Gefäßverschluss z. B. durch verschleppte Blutgerinnsel
Leukämie	gr. leukos – weiß gr. haima – Blut	bösartige Erkrankung der weißen Blutzellen
Leuko(zyto)penie	gr. penia – Armut	Verminderung der Zahl weißer Blutkörperchen
Erythropoese	gr. erythros – rot gr. poein – machen	Prozess der Bildung roter Blutkörperchen
Hämophilie	gr. philia – Neigung	»Bluterkrankheit« (Mangel an Gerinnungsfaktoren)
Sepsis, Septikämie	lat. sepsis – Fäulnis	»Blutvergiftung« durch in die Blutbahn eingeschwemmte Keime
Elektrokardiogramm (EKG)	gr. kardia – Herz gr. graphein – schreiben	Aufzeichnung der elektrischen Ströme der Herzaktivität
Echokardiogramm		Ultraschalluntersuchung des Herzens
Koronarangiographie	lat. corona – Kranz gr. angeion – (Blut-)Gefäß	kontrastmittelunterstützte Röntgenuntersuchung der Herzkranzgefäße
Phlebographie	gr. phlebs – Vene	röntgenologische Darstellung der Venen

8.4.4 Bewegungs- und Stützapparat

Orthopädie	gr. orthos – richtig gr. paideia – Erziehung	Lehre von Entstehung und Behandlung von Störungen des Bewegungsapparates

Fraktur	lat. fractura – Zerbrechen	(Knochen-)Bruch
Chronische Polyarthritis	gr. chronos – Zeit gr. polys – viel gr. arthron – Gelenk	langsam sich entwickelnde Entzündung mehrerer Gelenke
Rheumatoide Arthritis	gr. rheuma – Fluss gr. arthron – Gelenk	zum rheumatischen Formenkreis gehörende Gelenkentzündung
Polymyalgịa rheumạtica	gr. mys – Maus, Muskel	zum rheumatischen Formenkreis gehörende Muskelschmerzen
Gonarthrose	gr. gony – Knie gr. arthron – Gelenk	degenerative Erkrankung des Kniegelenks
Koxarthrose	lat. coxa – Hüfte	degenerative Erkrankung des Hüftgelenks
Totale Endoprothese (TEP)	gr. prothesis – Vorsatz	Ersatzstück aus Fremdmaterial (z. B. »künstliches Hüftgelenk«)
Osteoporose	gr. osteon – Knochen gr. poros – Loch	Verminderung des Knochengewebes
Osteomyelitis	gr. myelon – Mark	Knochenmarkentzündung
Myositis	gr. mys – Maus, Muskel	Muskelentzündung
Bursitis	lat. bursa – Beutel	Schleimbeutelentzündung
Epikondylitis	gr. kondylos – Gelenkkopf	»Tennis-Ellbogen«
Chondrodystrophie	gr. chondros – Knorpel gr. trophe – Ernährung	Störung der Knorpelbildung
Diskushernie	gr. diskos – Scheibe lat. hernia Bruch	Bandscheibenvorfall
Arthroskopie	gr. arthron – Gelenk gr. skopein – betrachten	Gelenkspiegelung

8.4.5 Stoffwechsel

Endokrinologie	gr. krinein – scheiden	Lehre von den Drüsen mit Hormonsekretion ins Körperinnere
Hormone	gr. horman – antreiben	informationsübertragende Substanzen des Organismus

Diabetes mellitus	gr. diabainein – hindurchgehen lat. mellitus – honigsüß	Zuckerkrankheit; »Zuckerharnruhr«
Diabetes insipidus	lat. insapere – nicht süß schmecken	»Wasserharnruhr«, extreme Urinausscheidung
Hyperthyreose	gr. thyreos – Schild	Überfunktion der Schilddrüse
Hyperprolaktinämie	gr. haima – Blut	erhöhte Menge des Hormons Prolaktin im Blut
Myxödem	gr. myxa – Schleim gr. oidema – Schwellung	teigige Schwellung der Haut bei Schilddrüsenunterfunktion
Exophthalmus	gr. ophthalmos – Auge	Hervortreten des Augapfels infolge Schilddrüsenüberfunktion
Euthyreote Struma	gr. eu – gut lat. struma – Drüsenschwellung	Kropf mit normaler Schilddrüsenfunktion
Adipositas	lat. adeps – Fett	Fettsucht

8.4.6 Haut und Weichteile

Dermatologie	gr. derma – Haut	Lehre von der Haut und den Hautkrankheiten
Epidermis	gr. epi – auf	Oberhaut
Erythem	gr. erythros – rot	entzündliche Rötung der Haut
Exanthem	gr. exanthein – aufblühen	Ausschlag
Ekzem	gr. ekzein – aufkochen	vielgestaltige, juckende, entzündliche Veränderung der Oberhaut
Erysipel		»Wundrose«, Entzündung infolge Bakterieneintritts durch Hautverletzungen
Pruritus	lat. prurire – jucken	Hautjucken
Urtikaria	lat. urtica – Brennnessel	stark juckende, meist mit Quaddelbildung einhergehende Hautveränderung, »Nesselsucht«
Psoriasis	gr. psora – Krätze, Flechte	»Schuppenflechte«

Neurodermitis = »Atopisches Ekzem«	gr. atopia – das Ungewöhnliche	juckende, immunologisch bedingte Hautkrankheit
Intertrigo	lat. interterere – »dazwischen reiben«	»Wolf«, Wundsein in Hautfalten des Körpers
Dermatomykose	gr. mykes – Pilz	Pilzinfektion der Haut
Interdigital-mykose	lat. digitus – Finger	Pilzinfektion zwischen den Fingern bzw. Zehen
Komedo	lat. comedere – mitessen	»Mitesser«
Furunkel	lat. furunculus – kleiner Dieb	eitrige Entzündung eines Haarbalges
Karbunkel	lat. carbunculus – fressendes Geschwür	Gruppe mehrerer, beieinander stehender Furunkel
Verruca		Warze
Gangrän	gr. gangraina – fressendes Geschwür	»Brand«, verfärbtes, zersetztes, abgestorbenes Gewebe
Nekrose	gr. nekros – tot	örtlicher Gewebstod
Ulcus cruris	lat. ulcus – Geschwür lat. crus – Unterschenkel	Unterschenkelgeschwür, »offenes Bein«
Hyperhidrosis	gr. hidros – Schweiß	vermehrte Schweißabsonderung

8.4.7 Augen

Strabismus	gr. strabizein – schielen	Schielen
Nystagmus	gr. nystazein – nicken	Zuckungen des Augapfels, »Augenzittern«
Konjunktivitis	lat. conjunctiva – Bindehaut	Bindehautentzündung
Keratokonjunk-tivitis sicca	gr. keras – Horn lat. siccus – trocken	Syndrom des »trockenen Auges«, Entzündung von Horn- und Bindehaut durch einen Mangel an Tränenflüssigkeit
Katarakt	gr. katarrhaktes – Wasserfall	Linsentrübung, »grauer Star«

Glaukom	gr. glaukos – graublau	erhöhter Augeninnendruck, »grüner Star«
Retinopathie	lat. rete – Netz gr. pathos – Leiden	Erkrankung der Netzhaut, des »Augenhintergrundes«

8.4.8 Hals-, Nasen-, Ohrenregion

Rhinitis	gr. rhis – Nase	Schnupfen
Tonsillektomie	lat. tonsilla – Rachenmandel gr. ektemnein – herausschneiden	operative Entfernung der Rachenmandeln
Pharyngitis	gr. pharynx – Schlund	Entzündung der Rachenschleimhaut
Sinusitis	lat. sinus – Höhle	Entzündung der Stirn- oder Nasennebenhöhlen
Septumdeviation	lat. septum – Scheidewand lat. deviare – abweichen	Verkrümmung der Nasenscheidewand
Epistaxis	gr. epistazein – dauernd tropfen	Nasenbluten
Tinnitus		Ohrgeräusch
Zerumen	lat. cera – Wachs	Ohrenschmalz
Otitis media	gr. us, Gen. otos – Ohr	Mittelohrentzündung
Laryngoskopie	gr. larynx – Kehlkopf	Kehlkopfspiegelung

8.4.9 Lungen und Bronchialsystem

Bronchitis	gr. bronchos – Luftröhre	Entzündung der Luftröhrenhauptäste
Pneumonie	gr. pneumon – Lunge	Lungenentzündung
Dyspnoe	gr. pnoe – Atem	Luftnot
Pleuritis	gr. pleura – Brustfell	Brustfellentzündung
Pneumothorax	gr. thorax – Brust	Luft im Pleuraraum
Respiratorische Insuffizienz	lat. respirare – atmen	Unfähigkeit zu atmen

Tracheotomie	lat. trachea – Luftröhre gr. tome – Schnitt	Luftröhrenschnitt
Asthma bronchiale	gr. asthma – Atemnot, Keuchen	anfallsartig auftretende Atemnot mit allergischer oder entzündlicher Ursache
Mukoviszidose (zystische Fibrose)	lat. mucus – Schleim lat. viscosus – zähflüssig lat. fibra – Faser	Stoffwechselanomalie mit ungewöhnlich zähflüssiger Schleimsekretion u. a. in den Atemwegen
Pertussis	lat. tussis – Husten	Keuchhusten
Lungen-emphysem	gr. emphysema – Aufblähung	Aufblähung des Lungengewebes

8.4.10 Magen-Darm-Trakt

Reflux-ösophagitis	gr. oiso – ich werde bringen gr. phagema – Essen, Speise	durch aufsteigenden Magensaft ausgelöste Entzündung der Speiseröhre
Dyspepsie	gr. pepsis – Verdauung	Verdauungsstörung
Gastritis	gr. gaster – Magen	Magenschleimhautentzündung
Gastrointestinal	lat. intestinum – Darm	Magen und Darm betreffend
Ulcus ventriculi	lat. ulcus – Geschwür lat. ventriculus – kleiner Bauch (Magen)	Magengeschwür
Ulcus duodeni	lat. duodenum – das Zwölffache	Geschwür des Zwölffingerdarms
Gastroparese	gr. paresis – Erschlaffung	Muskelschwäche des Magens, Magenentleerungsstörung
Gastroenteritis	gr. enteron – Dünndarm	Schleimhautentzündung von Magen und Dünndarm
Kolitis	gr. kolon – Dickdarm	Entzündung des Dickdarms
Ileus		Darmverschluss
Appendizitis	lat. appendix vermiformis – Wurmfortsatz des Blinddarms	Blinddarmentzündung

Peritonitis	gr. peritonaion – das Herumgespannte	Bauchfellentzündung
Pankreas-insuffizienz	gr. kreas – Fleisch	mangelnde Funktion der Bauchspeicheldrüse
Obstipation	lat. stipare – stopfen	Verstopfung
Diarrhoe	gr. rhein – fließen	Durchfall
Zöliakie	gr. koilia – Bauchhöhle	Dünndarmerkrankung infolge einer Gluten-Unverträglichkeit
Meteorismus	gr. metereos – in der Luft befindlich	Blähungen
Akutes Abdomen	lat. acutus – spitz lat. abdomen – Bauch	plötzlich einsetzende, heftige Unterleibsbeschwerden
Hämorrhoiden	gr. haima – Blut gr. rhein – fließen	knotenförmige Blutgefäß-erweiterungen im Analbereich
Anus praeter = (Entero)stoma	lat. anus – Ring lat. praeternaturalis – unnatürlich gr. stoma – Öffnung	künstlicher Darmausgang
Hernie	lat. hernia – Bruch	(Leisten-)Bruch
Rektoskopie	lat. intestinum rectum – gerader Darm	Spiegeluntersuchung des Enddarms
Laparaskopie	gr. lapare – die Weichen	Spiegelung der Bauchhöhle
Abdominal-sonographie	lat. sonus – Ton	Ultraschalluntersuchung des Bauchraums

8.4.11 Leber/Gallenblase

Hepatitis	gr. hepar – Leber	Entzündung der Leber
Zirrhose	gr. kirros – gelb	zu Verhärtung führende Gewebeumwandlung
Ikterus	gr. ikteros – Gelbsucht	Gelbfärbung von Haut und Geweben durch Gallenbestand-teile im Blut
Cholestase	gr. chole – Galle gr. stasis – Stillstand	Gallenstauung

Cholelithiasis	gr. lithos – Stein	Gallensteinleiden
Cholezystektomie	gr. kystis – Blase	operative Entfernung der Gallenblase
Cholangitis	gr. angeion – Gefäß	Entzündung der Gallengänge
Bilirubin	lat. bilis – Galle lat. ruber – rot	Gallenfarbstoff, Abbauprodukt des Hämoglobins
Aszites	gr. askites – Bauchwassersucht	Ansammlung von Flüssigkeit in der Bauchhöhle

8.4.12 Nieren und Harnwege

Nephropathie	gr. nephros – Niere	Nierenerkrankung
(Hämo-)Dialyse	gr. dialysis – Auflösung	»Blutwäsche« durch »künstliche Nieren«
Glomerulonephritis	lat. glomerulus – kleiner Knäuel	entzündliche Erkrankung der Nierenkörperchen
Pyel(onephr)itis	gr. pyelos – Trog, Becken	Nierenbeckenentzündung
Ureter	gr. terein – enthalten	Harnleiter (zwischen Nierenbecken und Harnblase)
Zystitis	gr. kystis – Blase	Blasenentzündung
Urethra		Harnröhre (zur Harnableitung aus der Blase)
Diurese	gr. ouron – Harn	Harnausscheidung
Enuresis nocturna	lat. nox – Nacht	Bettnässen
Oligurie	gr. oligos – wenig	verminderte Harnausscheidung
Hämaturie		Blutausscheidung im Harn
Benigne Prostatahyperplasie (BPH)	gr. prostates – Vorsteher	gutartige Vergrößerung der Vorsteherdrüse

8.4.13 Genitalorgane

Pubertas (praecox)	lat. praecox – vorzeitig	(vorzeitig einsetzende) Zeit der Geschlechtsreife
Gonorrhoe	gr. gonos = gone – Samen	»Tripper«

Syphilis (Lues)	nach dem in einem Gedicht des 16. Jhdts. besungenen Hirten Syphilus; lat. lues – Seuche	»Harter Schanker«
Ulcus molle	lat. mollis – weich	»Weicher Schanker«
Balanitis	gr. balanos – Eichel	Entzündung von Eichel und Vorhaut des Penis
Phimose	gr. phimoein – knebeln	Vorhautverengung
Zirkumzision	lat. circumcidere – beschneiden	Beschneidung
Testes		Hoden
Skrotum		Hodensack
Epididymitis	gr. didymoi – Hoden	Nebenhodenentzündung

8.4.14 Frauenheilkunde und Geburtshilfe

Gynäkologie	gr. gyne – Frau	Frauenheilkunde
Obstetrik	lat. obstetrix – Hebamme	Geburtshilfe
Uterus		Gebärmutter
Dysmenorrhoe	lat. mensis – Monat	gestörte (schmerzhafte) Monatsblutung
Menarche	gr. arche – Anfang	erste Monatsblutung
Endometriose	gr. metra – Gebärmutter	außerhalb des normalen Bereichs lokalisierte Gebärmutterschleimhaut
Vaginitis = Kolpitis	lat. vagina – Scheide gr. kolpos – Bucht, Mutterschoß	Scheiden(haut)entzündung
Salpingitis	gr. salpinx – Trompete	Eileiterentzündung
Gravidität	lat. gravis – schwer	Schwangerschaft
Hyperẹmesis gravidạrum	gr. emein – brechen lat. gravida – die Schwangere	Schwangerschaftserbrechen

Gestosen	lat. gestare – tragen	während der Schwangerschaft auftretende Krankheitszustände
Eklampsie	gr. eklampein – aufleuchten	blitzartig auftretende Krämpfe während der Schwangerschaft
Sectio (caesarea)	lat. sectio – Schnitt	Schnittentbindung (»Kaiserschnitt«)
Abort	lat. aboriri – abgehen	Fehlgeburt
post partum	lat. partus – Geburt	nach der Geburt
Kontrazeption	lat. concipere – aufnehmen	Empfängnisverhütung
Intrauterinpessar (IUP)	gr. pessos – Stein im Brettspiel	in die Gebärmutter einzulegender empfängnisverhütender Körper
Klimakterium	lat. klimakter – Leitersprosse	»Wechseljahre«
Hysterektomie	gr. hystera – Gebärmutter	Entfernung der Gebärmutter
Mammakarzinom	lat. mamma – Brustdrüse	Brustkrebs
Mammographie		röntgenologische Untersuchung der weiblichen Brust
Kardiotokographie (CTG)	gr. tokos – Geburt	apparative Aufzeichnung der fötalen Herzschlagfrequenz sowie der Wehentätigkeit

8.4.15 Geschwulstkrankheiten

Onkologie	gr. onkos – Geschwulst	Lehre von den Geschwulstkrankheiten
Karzinom (CA)	gr. karkinos – Krebs	bösartige epitheliale Geschwulst
Neoplasma (NPL)	gr. plasma – Gebilde	Gewebeneubildung, Tumor
Malignes Melanom	lat. malignus – bösartig gr. melas – schwarz	»Schwarzer Hautkrebs«
Lipom	gr. lipos – fett	gutartige Fettgeschwulst
Hämangiom	gr. haima – Blut gr. angeion – Gefäß	gutartige Blutgefäßgeschwulst; »Feuermal«
Adenom	gr. aden – Drüse	drüsenartige Geschwulst

Übersetzungsübung

Diabetische Polyneuropathie, Apnoe, Keratitis, Enterokolitis, Tracheostoma, Bronchoskopie, Hypothyreose, Appendektomie, Pankreatitis, Peritonealdialyse, Hyperbilirubinämie, Nephrolithiasis, Anurie, Extrauteringravidität, Amenorrhoe, Menopause, Gestationsdiabetes, Uteruskarzinom, Myom, Prämenstruelles Syndrom, Subdurales Hämatom.

9. Bezeichnungen für Arzneimittelgruppen

Adsorbentia	Mittel, die gasförmige oder gelöste Stoffe an ihre Oberfläche zu binden vermögen
Adstringentia	»Zusammenziehende« Mittel zur Festigung und Abdichtung der Haut und Schleimhaut
Amara	Bittermittel zur Anregung der Verdauung
Anabolika	Den Eiweißaufbau (und damit die Muskelmasse) fördernde Mittel
Analeptika	Mittel mit zentral erregender Wirkung
Analgetika	Schmerzmittel
Anästhetika	Mittel, die die Schmerzempfindung ausschalten
Antazida	Mittel zur Neutralisierung von Magensäure
Antiemetika	Mittel gegen Brechreiz und Erbrechen
Anthelminthika	Mittel gegen Eingeweidewürmer
Antiallergika	Mittel gegen Überempfindlichkeitsreaktionen (Allergien)
Antiadiposita	Mittel gegen Fettsucht
Antianämika	Mittel gegen »Blutarmut«
Antiarrhythmika	Mittel gegen unregelmäßige Herztätigkeit
Antiasthmatika	Mittel gegen Bronchialasthma
Antibiotika	Mittel gegen krankheitserregende Mikroorganismen
Antidementiva	Mittel gegen geistige Verwirrung
Antidepressiva	Mittel gegen Verstimmungen
Antidiabetika	Mittel gegen Zuckerkrankheit
Antidiarrhoika	Mittel gegen Durchfall
Antidote	Gegenmittel bei Vergiftungen
Antidysmenorrhoika	Mittel gegen Menstruationsbeschwerden
Antiepileptika	Mittel gegen epileptische Anfälle
Antiglaukomatosa	Mittel gegen »Grünen Star« (Glaukom, erhöhten Augeninnendruck)
Antihämorrhoidalia	Mittel gegen Hämorrhoiden
Antihidrotika	Mittel zur Hemmung übermäßigen Schwitzens

Antihypertonika	Blutdrucksenkende Mittel
Antihypotonika	Blutdrucksteigernde Mittel
Antikoagulantia	Blutgerinnungshemmende Mittel
Antikonvulsiva	Mittel gegen zentrale Krampfleiden (z. B. Epilepsie)
Antimykotika	Mittel gegen Pilzinfektionen
Antineuralgika	Mittel gegen Nervenschmerzen
Antiphlogistika	Mittel gegen Entzündungen
Antipsoriatika	Mittel gegen Schuppenflechte
Antipyretika	Fiebersenkende Mittel
Antirheumatika	Mittel gegen rheumatische Beschwerden
Antiseborrhoika	Mittel gegen Talgdrüsenüberfunktion
Antiseptika	Infektionserreger bekämpfende Mittel
Antitranspirantia	Schweißhemmende Mittel
Antitussiva	Hustenreizstillende Mittel
Antivarikosa	Mittel gegen Venenleiden
Antivertiginosa	Mittel gegen Schwindel, Übelkeit, Reisekrankheit
Aphrodisiaka	Mittel, die den Geschlechtstrieb steigern
Auricularia (Ph. Eur.)	Zubereitungen zur Verwendung am Ohr
Chemotherapeutika	Nicht natürlich vorkommende Wirkstoffe gegen Mikroorganismen
Cholagoga	Mittel, die den Gallenfluss anregen
Dentologika	Mittel in der Zahnheilkunde
Depurantia	Abführmittel
Dermatika	Mittel gegen Hautkrankheiten
Desinfizientia	Keimtötende Mittel
Desodorantia	Mittel gegen (Körper-)Geruch
Detergentia	Reinigungsmittel
Diagnostika	Mittel zur Untersuchung und Erkennung von Krankheiten
Diaphoretika	Schweißtreibende Mittel
Digestiva	Verdauungsfördernde Mittel
Diuretika	Harntreibende Mittel
Emetika	Brechmittel
Expektorantia	Auswurffördernde (Husten-)Mittel
Exsikkantia	Austrocknende Mittel
Geriatrika	Mittel gegen Alterserscheinungen
Gynäkologika	Mittel gegen Frauenleiden
Hämostyptika	Blutstillende Mittel
Hypnotika	Schlafmittel
Immunstimulantia	Das Immunsystem anregende Mittel

Inhalanda (Ph. Eur)	Zubereitungen zur Inhalation
Kardiaka	Herzmittel
Karminativa	Mittel gegen Blähungen
Kaustika	Ätzende Mittel
Keratolytika	Mittel zur Erweichung von Hornhaut
Kontrazeptiva	Empfängnisverhütende Mittel (»Pille«)
Laktagoga	Milchtreibende Mittel
Laktationshemmer	Mittel zur Hemmung der Muttermilchbildung
Laxantia (Laxativa)	Abführmittel
Lipidsenker	Mittel zur Senkung der Blutfettwerte
Lokalanästhetika	Mittel zur Ausschaltung der örtlichen Schmerzempfindlichkeit
Miotika	Pupillenverengende Mittel
Mukolytika	Schleimverflüssigende Mittel
Mydriatika	Pupillenerweiternde Mittel
Narkotika	Betäubende Mittel
Nasalia (Ph. Eur.)	Zubereitungen zur nasalen Anwendung
Neurologika	Nervenarzneimittel
Neuroleptika	Arzneimittel zur Behandlung von Neurosen
Nootropika	Mittel, die den Stoffwechsel im Gehirn anregen
Ophthalmika	Augenarzneimittel
Otologika	Ohrenarzneimittel
Parenteralia (Ph. Eur.)	Arzneimittel zur Anwendung unter Umgehung des Magen-Darm-Traktes (Injektion, Infusion)
Protektiva	Abdeckende, hautschützende Mittel (unter Umgehung von Magen und Darm)
Psychopharmaka	Mittel zur therapeutischen Beeinflussung gestörter geistiger Funktionen
Purgantia (Purgativa)	Starke Abführmittel
Relaxantia	Muskelentspannende Mittel
Rhinologika	Nasenarzneimittel
Roborantia	Stärkungsmittel
Saluretika	Mittel zur Verstärkung der Harn-(Salz-)ausscheidung
Sedativa	Beruhigungsmittel
Sekretolytika	schleimlösende (Husten-)Mittel
Spasmolytika	Krampflösende Mittel

Stomachika	Magenmittel
Thymoleptika	überwiegend stimmungsaufhellende Mittel gegen Depressionen
Thyreostatika	die Bildung von Schilddrüsenhormon hemmende Mittel
Tokolytika	Wehenhemmende Mittel
Tonika	Kräftigungsmittel
Tranquillantia	Beruhigungsmittel
Urikostatika	Mittel zur Verhinderung der Harnsäurebildung
Urikosurika	Mittel zur Steigerung der Harnsäureausscheidung
Urologika	Harnwegorganarzneimittel
Vaginalia (Ph. Eur.)	Zubereitungen zur vaginalen Anwendung
Virustatika	Mittel gegen Virusinfektionen
Zytostatika	(Bösartiges) Zellwachstum hemmende Mittel

10 Lateinische Bezeichnungen von pflanzlichen und tierischen Erzeugnissen

Die folgende Zusammenstellung folgt den »neuen lateinischen Bezeichnungen« des amtlichen Arzneibuches. Die Bezeichnungen können gewöhnlich nach den in Kapitel 5.1.1 aufgeführten Regeln in die noch weit verbreiteten »alten lateinischen Bezeichnungen« umgewandelt werden.

Diese sind beispielhaft und bei von allgemein gültigen Regeln abweichender Bildungsweise in Klammern angegeben.

Adeps

Adeps benzoatus	Benzoeschmalz
Adeps lanae	Wollwachs
Adeps lanae cum aqua	Wasserhaltiges Wollwachs
Adeps solidus	Hartfett
Adeps suillus	Schweineschmalz

Aetheroleum (Oleum)

Anisi aetheroleum (Oleum Anisi)	Anisöl
Arnicae aetheroleum	Arnikaöl
Aurantii amari floris aetheroleum	Pomeranzenblütenöl (Bitterorangenblütenöl)
Aurantii amari epicarpium et mesocarpium	Pomeranzenschale, Bitterorangenschale
Bergamottae aetheroleum	Bergamottöl
Calami aetheroleum	Kalmusöl
Carvi aetheroleum	Kümmelöl
Caryophylli floris aetheroleum	Nelkenöl
Cinnamomi zeylanici corticis aetheroleum	Zimtöl
Citronellae aetheroleum	Citronellöl
Eucalypti aetheroleum	Eucalyptusöl
Foeniculi amari aetheroleum	Bitteres Fenchelöl
Gaultheriae aetheroleum	Gaultheriaöl, Wintergrünöl
Juniperi aetheroleum	Wacholderöl
Juniperi ligni aetheroleum	Wacholderholzöl
Lavandulae aetheroleum	Lavendelöl
Limonis aetheroleum (Oleum Citri)	Citronenöl
Majoranae aetheroleum	Majoranöl
Melaleucae aetheroleum	Teebaumöl

Menthae crispae aetheroleum	Krauseminzöl
Menthae piperitae aetheroleum	Pfefferminzöl
Myristicae fragrantis aetheroleum	Muskatöl
Piceae aetheroleum	Fichtennadelöl
Pini aetheroleum	Kiefernnadelöl
Pini pumilionis aetheroleum	Latschenkiefernöl
Rosae aetheroleum	Rosenöl
Rosmarini aetheroleum	Rosmarinöl
Salviae officinalis aetheroleum	Dalmatinisches Salbeiöl
Salviae lavandulifoliae aetheroleum	Spanisches Salbeiöl
Terebinthinae aetheroleum rectificatum	Gereinigtes Terpentinöl
Thymi aetheroleum	Thymianöl

Amylum

Maydis amylum (Amylum Maydis)	Maisstärke
Oryzae amylum	Reisstärke
Solani amylum	Kartoffelstärke
Tritici amylum	Weizenstärke

Balsamum

Balsamum peruvianum	Perubalsam
Balsamum tolutanum	Tolubalsam

Bulbus

Allii sativi bulbus (Bulbus Allii sativi)	Knoblauchzwiebel
Scillae bulbus	Meerzwiebel

Carbo

Carbo activatus	Medizinische Kohle
Carbo adsorbens	Adsorbierende Kohle
Carbo animalis	Tierkohle
Carbo vegetabilis	Birken-, Rotbuchenholzkohle
Carbonis granulatum	Kohlegranulat

Cera

Cera alba	Gebleichtes Wachs, Bienenwachs
Cera flava	Gelbes Wachs, Bienenwachs
Cera carnauba	Carnaubawachs

Cortex

Cinchonae cortex (Cortex Chinae)	Chinarinde
Cinnamomi cortex	Zimtrinde
Condurango cortex	Condurangorinde
Frangulae cortex	Faulbaumrinde
Granati cortex	Granatbaumrinde
Hamamelidis cortex	Hamamelisrinde
Hippocastani cortex	Rosskastanienrinde
Piscidiae radicis cortex	Piscidiawurzelrinde
Mezerei cortex	Seidelbastrinde
Quebracho cortex	Quebrachorinde
Quercus cortex	Eichenrinde
Quercus cortex ad usum veterinarium	Eichenrinde zum tierarzneilichen Gebrauch
Quillaiae cortex	Seifen-, Quillajarinde
Rhamni purshianae cortex	Cascararinde, amerik. Faulbaumrinde
Salicis cortex	Weidenrinde
Viburni prunifolii cortex	Amerik. Schneeballbaumrinde

Fel

Tauri fel (Fel Tauri)	Ochsengalle, Galle vom Rind

Flos

Arnicae flos (Flores Arnicae)	Arnikablüten
Aurantii amari flos	Bitterorangenblüten
Calcatrippae flos	Ritterspornblüten
Calendulae flos (Flores Calendulae sine Calycibus)	Ringelblumenblüten
Carthami flos	Wilder Safran, Färberdistelblüten
Caryophylli flos	Gewürznelken
Chamomillae romanae flos	Römische Kamille
Cinae flos	Zitwerblüten
Crataegi flos	Weißdornblüten
Cyani flos	Kornblumenblüten
Ericae flos	Heidekrautblüten
Farfarae flos	Huflattichblüten
Graminis flos	Heublumen
Hibisci flos	Hibiskusblüten
Koso flos	Kosoblüten
Lamii albi flos	Weiße Taubnesselblüten

Lavandulae flos	Lavendelblüten
Malvae flos	Malvenblüten
Matricariae flos (Flores Chamomillae)	Kamillenblüten
Millefolii flos	Schafgarbenblüten
Paeoniae flos	Pfingstrosenblüten
Primulae flos cum calyce	Schlüsselblumenblüten
Pruni spinosae flos	Schlehdornblüten
Pyrethri flos	Insektenblüten
Rhoeados flos	Klatschmohnblüten, -blätter
Rosae flos	Rosenblütenblätter
Sambuci flos	Holunderblüten
Spiraeae flos	Mädesüßblüten, Spierblumen
Tiliae flos	Lindenblüten
Verbasci flos	Wollblumen, Königskerzenblüten

Folium

Althaeae folium (Folia Althaeae)	Eibischblätter
Belladonnae folium	Belladonnablätter
Betulae folium	Birkenblätter
Boldi folium	Boldoblätter
Bucco folium	Buccoblätter
Crataegi folium cum flore	Weißdornblätter mit Blüten
Digitalis lanatae folium	Digitalis-lanata-Blätter
Digitalis purpureae folium	Digitalis-purpurea-Blätter
Eucalypti folium	Eucalyptusblätter
Farfarae folium	Huflattichblätter
Fraxini folium	Eschenblätter
Hamamelidis folium	Hamamelisblätter
Hederae helicis folium	Efeublätter
Hyoscyami folium	Hyoscyamusblätter, Bilsenkrautblätter
Jaborandi folium	Jaborandiblätter
Juglandis folium	Walnussblätter
Lauri folium	Lorbeerblätter
Laurocerasi folium recens	Frische Kirschlorbeerblätter
Malvae folium	Malvenblätter
Mate folium viride	Grüne Mateblätter
Mate folium tostum	Geröstete Mateblätter
Melissae folium	Melissenblätter
Menthae crispae folium	Krauseminzblätter
Menthae piperitae folium	Pfefferminzblätter
Myrtilli folium	Heidelbeerblätter
Oleae folium	Olivenblätter

Oleandri folium	Oleanderblätter
Orthosiphonis folium	Orthosiphonblätter
Plantaginis lanceolatae folium	Spitzwegerichblätter
Rosmarini folium	Rosmarinblätter
Rubi fruticosi folium	Brombeerblätter
Rubi idaei folium	Himbeerblätter
Salviae officinalis folium	Salbeiblätter
Stramonii folium	Stramonium-, Stechapfelblätter
Thymi folium	Thymianblätter
Trifolii fibrini folium	Bitterkleeblätter
Urticae folium	Brennnesselblätter
Uvae ursi folium	Bärentraubenblätter
Vitis idaeae folium	Preiselbeerblätter

Fructus

Ammeos visnagae fructus (Fructus Ammi visnagae)	Ammi-visnaga-Früchte, Zahnstocherammeifrüchte
Anethi fructus	Dillfrüchte
Anisi fructus	Anis
Anisi stellati fructus	Sternanis
Aurantii amari fructus immaturus	Unreife Bitterorangen
Berberidis fructus	Berberitzenfrüchte, Sauerdornbeeren
Capsici fructus acer	Cayennepfeffer
Cardamomi fructus	Kardamomen(-früchte)
Cardui mariae fructus	Mariendistelfrüchte
Carvi fructus	Kümmel
Ceratoniae fructus	Johannisbrot
Coriandri fructus	Koriander
Crataegi fructus	Weißdornfrüchte
Foeniculi amari fructus	Bitterer Fenchel
Foeniculi dulcis fructus	Süßer Fenchel
Juniperi pseudo-fructus	Wacholderbeeren
Myrtilli fructus siccus	Getrocknete Heidelbeeren
Petroselini fructus	Petersilienfrüchte
Phellandri fructus	Wasserfenchelfrüchte
Pimentae fructus	Nelkenpfefferfrüchte, Piment
Piperis nigri fructus	Schwarze Pfefferfrüchte, Schwarzer Pfeffer
Piperis albi fructus	Weiße Pfefferfrüchte, Weißer Pfeffer
Rhamni cathartici fructus	Kreuzdornbeeren
Rosae pseudo-fructus (Fructus Cynosbati sine Semine)	Hagebuttenschalen

Rosae pseudo-fructus cum fructibus	Hagebutten
Sennae fructus acutifolia	Alexandriner-Sennesfrüchte
Sennae fructus angustifolia	Tinnevelly-Sennesfrüchte
Sorbi fructus	Ebereschen-, Vogelbeeren

Fungus

Laricis fungus (Fungus Laricis)	Lärchenschwamm

Glandula

Lupuli glandula	Hopfendrüsen

Gummi

Acaciae gummi (Gummi arabicum)	Arabisches Gummi
Acaciae gummi dispersione desiccatum	Sprühgetrocknetes arabisches Gummi

Herba

Absinthii herba (Herba Absinthii)	Wermutkraut
Adonidis herba	Adoniskraut
Agrimoniae herba	Odermennigkraut
Alchemillae herba	Frauenmantelkraut
Anserinae herba	Gänsefingerkraut
Artemisiae herba	Beifußkraut
Asperulae herba	Waldmeisterkraut
Basilici herba	Basilikumkraut
Boraginis herba	Borretschkraut
Bursae pastoris herba	Hirtentäschelkraut
Centaurii herba	Tausendgüldenkraut
Cnici benedicti herba	Benediktenkraut, Bitterdistelkraut
Cochleariae herba	Löffelkraut
Convallariae herba	Maiglöckchenkraut
Convolvuli herba	Ackerwindenkraut
Droserae herba	Sonnentaukraut
Ephedrae herba	Ephedrakraut
Equiseti herba	Schachtelhalmkraut
Euphrasiae herba	Augentrostkraut
Fumariae herba	Erdrauchkraut
Galeopsidis herba	Hohlzahnkraut
Galii lutei herba	Echtes Labkraut

Genistae herba	Färberginsterkraut
Herniariae herba	Bruchkraut
Hyperici herba	Johanniskraut
Hyssopi herba	Ysopkraut
Lamii albi herba	Taubnesselkraut
Leonuri cardiacae herba	Herzgespannkraut
Lobeliae herba	Lobelienkraut
Majoranae herba	Majorankraut
Marrubii herba	Andornkraut
Meliloti herba	Steinkleekraut, Steinklee
Millefolii herba	Schafgarbenkraut
Nasturtii herba	Brunnenkressenkraut
Origani herba	Dostenkraut
Passiflorae herba	Passionsblumenkraut
Plantaginis lanceolatae herba	Spitzwegerichkraut
Plantaginis maioris herba	Breitwegerichkraut
Polygalae amarae herba cum radice	Bittere Kreuzblumen-Ganzpflanze
Polygoni avicularis herba	Vogelknöterichkraut
Pulmonariae herba	Lungenkraut
Rutae herba	Rautenkraut
Sarothamni scoparii herba (Herba Genistae scopariae)	Besenginsterkraut
Saturejae herba	Bohnenkraut
Serpylli herba	Quendelkraut
Solidaginis virgaureae herba	Echtes Goldrutenkraut
Tanaceti herba	Rainfarnkraut
Teucrii herba	Gamanderkraut
Thymi herba	Thymian
Urticae herba	Brennnesselkraut
Verbenae herba	Eisenkraut
Veronicae herba	Ehrenpreiskraut
Violae herba cum flore (Herba Violae tricoloris)	Wildes Stiefmütterchen mit Blüten
Visci herba	Mistelkraut

Lignum

Guaiaci lignum (Lignum Guajaci)	Guajakholz
Santali lignum rubrum	Rotes Sandelholz
Sassafras lignum	Sassafrasholz

Oleum

Oleum animale crudum	Rohes Tieröl
Oleum camphoratum	Campheröl
Amygdalae oleum	Mandelöl
Amygdalae oleum virginum	Natives Mandelöl
Arachidis oleum (Oleum Arachidis)	Erdnussöl
Arachidis oleum hydrogenatum	Hydriertes (gehärtetes) Erdnussöl
Avocado oleum	Avocadoöl
Cacao oleum	Kakaobutter
Cocos oleum hydrogenatum	Hydriertes Kokosöl
Helianthi annui oleum raffinatum	Raffiniertes Sonnenblumenöl
Hyoscyami oleum	Bilsenkrautöl
Hyperici oleum	Johanniskrautöl, Johannisöl
Iecoris aselli oleum	Lebertran
Hippoglossi iecoris oleum	Heilbuttleberöl
Lauri oleum	Lorbeeröl
Lini oleum virginale	Natives Leinöl
Maydis oleum raffinatum (Zeae oleum)	Raffiniertes Maisöl (Maiskeimöl)
Oenotherae oleum	Nachtkerzenöl
Olivae oleum virginale	Natives Olivenöl
Pruni persicae oleum	Pfirsichkernöl
Rapae oleum raffinatum	Raffiniertes Rapsöl, Rapsöl
Ricini oleum virginale	Natives Rizinusöl
Ricini oleum hydrogenatum	Hydriertes Rizinusöl
Ricini oleum raffinatum	Raffiniertes Rizinusöl
Sesami oleum raffinatum	Raffiniertes Sesamöl
Sojae oleum raffinatum	Raffiniertes Sojaöl

Pericarpium

Phaseoli pericarpium (Fructus Phaseoli sine Semine)	Bohnenschalen, Samenfreie Gartenbohnenhülsen
Aurantii amari epicarpium et mesocarpium	Bitterorangenschalen
Mali silvestris pericarpium	Apfelschalen

Pix

Pix liquida	Holzteer
Betulae pix (Pix Betulae)	Birkenteer
Juniperi pix (Pix Juniperi)	Wacholderteer
Lithanthracis pix	Steinkohlenteer

Radix

Althaeae radix (Radix Althaeae)	Eibischwurzel
Angelicae radix	Angelikawurzel
Arnicae radix	Arnikawurzel
Bardanae radix	Klettenwurzel
Belladonnae radix	Belladonna-, Tollkirschenwurzel
Cichorii radix	Wegwartewurzel
Colombo radix	Kolombowurzel
Echinaceae angustifoliae radix	Sonnenhutwurzel
Gentianae radix	Enzianwurzel
Ginseng radix	Ginsengwurzel
Harpagophyti radix	Teufelskrallenwurzel
Ipecacuanhae radix	Ipecacuanha-, Brechwurzel
Levistici radix	Liebstöckelwurzel
Liquiritiae radix	Süßholzwurzel
Liquiritiae radix mundata	Geschälte Süßholzwurzel
Ononidis radix	Hauhechelwurzel
Petroselini radix	Petersilienwurzel
Pimpinellae radix	Bibernellwurzel
Polygalae radix (Radix Senegae)	Senegawurzel
Primulae radix	Primelwurzel
Ratanhiae radix	Ratanhiawurzel
Rauwolfiae radix	Rauwolfiawurzel
Rhei radix	Rhabarberwurzel
Saponariae radix rubra	Rote Seifenwurzel
Sarsaparillae radix	Sarsaparillewurzel
Scammoniae mexicanae radix	Mexikanische Skammoniawurzel
Symphyti radix	Beinwellwurzel
Taraxaci radix	Löwenzahnwurzel
Taraxaci radix cum herba	Löwenzahn-Ganzpflanze
Urticae radix	Brennnesselwurzel
Valerianae radix	Baldrianwurzel

Resina

Guaiaca resina (Resina Guajaci)	Guaiacum, Guajakharz
Jalapae resina	Jalapenharz
Jalapae brasiliensis resina	Brasilianisches Jalapenharz
Mastix (resina)	Mastix
Piceae resina	Schwarzfichtenharz
Scammoniae mexicanae resina	Mexikanisches Skammoniumharz

Rhizoma

Asari rhizoma (Radix Asari)	Haselwurz-Wurzelstock
Asparagi rhizoma	Spargelwurzelstock
Calami rhizoma	Kalmuswurzelstock
Cimicifugae rhizoma	Cimicifugawurzelstock
Curcumae longae rhizoma	Curcumawurzelstock
Curcumae xanthorrhizae rhizoma	Javanische Gelbwurz
Filicis rhizoma	Wurmfarnwurzelstock
Galangae rhizoma	Galgantwurzelstock
Graminis rhizoma	Queckenwurzelstock
Helenii rhizoma	Alantwurzelstock
Hydrastis rhizoma	Hydrastiswurzelstock
Imperatoriae rhizoma	Meisterwurzelstock
Iridis rhizoma	Schwertlilienwurzelstock, »Veilchenwurzel«
Piperis methystici rhizoma	Kava-Kava-Wurzelstock
Podophylli rhizoma	Podophyllwurzelstock
Tormentillae rhizoma	Tormentillwurzelstock
Violae rhizoma	Märzveilchenwurzelstock
Zedoariae rhizoma	Zitwerwurzelstock
Zingiberis rhizoma	Ingwerwurzelstock

Semen

Colae semen (Semen Colae)	Kolasamen
Colchici semen	Herbstzeitlosensamen
Cucurbitae semen	Kürbissamen
Erucae semen	Weiße Senfsamen
Hippocastani semen	Rosskastaniensamen
Lini semen	Leinsamen
Myristicae semen	Muskatsamen, Muskatnuss
Plantaginis ovatae semen	Indische Flohsamen
Psyllii semen	Flohsamen
Sinapis nigrae semen	Schwarze Senfsamen
Strophanthi grati semen	Strophanthussamen
Strychni semen	Brechnusssamen
Trigonellae foenugraeci semen	Bockshornsamen

Species

Species amaricantes	Bittertee
Species carminativae	Blähungstreibender Tee
Species cholagogae	Gallentee

Species deflatulentes	Blähungstreibender Tee
Species diaphoreticae	Schweißtreibender Tee
Species diureticae	Harntreibender Tee
Species laxantes	Abführtee
Species nervinae	Beruhigender Tee
Species pectorales	Brusttee
Species urologicae	Blasen- und Nierentee

Stigma

Croci stigma	Safran
Maydis Stigma	Maisgriffel, Maisbart

Stipes

Dulcamarae stipes (Stipites Dulcamarae)	Bittersüßstengel

Strobulus

Lupuli flos (Flores Humuli Lupuli) »Strobuli Lupuli«	Hopfenzapfen

Tuber

Aconiti tuber (Tubera Aconiti)	Eisenhutknollen
Jalapae tuber	Jalapenwurzelknollen
Salep tuber	Knabenkrautknollen, Salep

Turio

Pini turio (Turiones Pini)	Kiefernsprossen

Verschiedenes

Agar	Gallerte aus ostasiatischen Algen
Aloe barbadensis	Curacao-Aloe
Aloe capensis	Kap-Aloe
Asa foetida	Asant, Ferula-Arten-Gummiharz
Carrageen	Irländisches Moos
Castoreum	Bibergeil
Cetaceum	Walrat
Colophonium	Kolophonium
Dextrinum	Dextrin
Eugenolum	Eugenol, enthalten im Nelkenöl

Faex medicinalis	Medizinische Hefe
Fucus vel Ascophyllum	Tang/Blasentang (Fucus vesiculosus)
Galla	Galläpfel/Eichengallen
Gelatina	Gelatine
Gelatina animalis	Tiergelatine
Lacca	Schellack
Lecithinum vegetabile	Pflanzenlecithin
Levomentholum	Menthol (enthalten im Pfefferminzöl)
Lichen islandicus	Isländisches Moos, Isländische Flechte
Lycopodium	Bärlappsporen
Myristicae arillus (Macis)	Muskatblüte
Opium crudum	Opium
Pepsini pulvis	Pepsin
Pepsinum liquidum	Flüssiges Pepsin
Terebinthina	Terpentin/Pinus-Artenbalsam
Terebinthina laricina	Lärchenterpentin

11 Lateinische Bezeichnungen von Zubereitungen

Aquae	
Aqua ad iniectabilia	Wasser für Injektionszwecke
Aqua conservata	Konserviertes Wasser
Aqua demineralisata	Demineralisiertes Wasser
Aqua destillata	Destilliertes Wasser
Aqua fontana	Trinkwasser
Aqua purificata	Gereinigtes Wasser
Aurantii floris aqua	Orangenblütenwasser
Foeniculi aqua (Aqua Foeniculi)	Fenchelwasser
Hamamelidis corticis aqua	Hamamelisrindenwasser
Menthae crispae aqua	Krauseminzwasser
Menthae piperitae aqua	Pfefferminzwasser
Rosae aqua	Rosenwasser
Capsulae	
Acidi ascorbici capsulae (Capsulae Acidi ascorbici)	Ascorbinsäure-Kapseln
Codeini phosphatis capsulae	Codeinphosphat-Kapseln
Chorda	
Chorda resorbilis sterilis	Steriles Catgut (chirurg. Nahtmaterial, wörtl. Katzendarm)
Collodia	
Collodium elasticum	Elastisches Collodium
Collodium salicylatum	Salicylcollodium
Compressi/Tabulettae	
Acidi ascorbici compressi	Ascorbinsäure-Tabletten
Coffeini compressi	Coffein-Tabletten
Kalii iodidi compressi	Kaliumiodid-Tabletten
Cremores	
Cremor basalis	Basiscreme
Dimeticoni cremor	Dimeticon-Creme

Elixiria

Cinchonae elixir	Chinaelixier
Liquiritiae succi elixir (Elixir e Succo Liquritiae)	Brustelixier
Ferri elixir aromaticum	Aromatisches Eisenelixier

Emplastra

Emplastrum adhaesivum	Heftpflaster
Emplastrum saponatum	Seifenpflaster
Emplastrum saponatum salicylatum	Salicylseifenpflaster
Plumbi emplastrum (Emplastrum Lithargyri)	Bleipflaster

Emulsiones

Amygdalae olei emulsio	Mandelölemulsion
Iecoris aselli olei emulsio composita	Zusammengesetzte Lebertranemulsion
Ricini olei emulsio	Rizinusölemulsion
Paraffini liquidi emulsio	Paraffinöl-Emulsion
Emulsio hydrophilica ad usum externum	Hyrophile Hautemulsionsgrundlage

Extracta

Belladonnae extractum (Extractum Belladonnae)	Belladonnaextrakt
Capsici extractum	Paprikaextrakt
Colae extractum	Kolaextrakt
Faecis extractum	Hefeextrakt
Filicis extractum	Farnextrakt
Gentianae extractum	Enzianextrakt
Ipecacuanhae extractum	Ipecacuanhaextrakt
Opii extractum	Opiumextrakt
Primulae extractum	Primelextrakt
Ratanhiae extractum	Ratanhiaextrakt
Rhei extractum	Rhabarberextrakt
Strychni extractum	Brechnussextrakt

Extracta fluida

Aurantii extractum fluidum (Extractum Aurantii fluidum)	Pomeranzenfluidextrakt
Calendulae extractum fluidum	Ringelblumenfluidextrakt
Cinchonae extractum fluidum	Chinafluidextrakt

Condurango extractum fluidum	Condurangofluidextrakt
Crataegi extractum fluidum	Weißdornfluidextrakt
Frangulae extractum fluidum	Faulbaumfluidextrakt
Hamamelidis extractum fluidum	Hamamelisfluidextrakt
Ipecacuanhae extractum fluidum	Ipecacuanhafluidextrakt
Liquiritiae extractum fluidum normatum	Eingestellter Süßholzfluidextrakt
Matricariae extractum fluidum	Kamillenfluidextrakt
Primulae extractum fluidum	Primelfluidextrakt
Rhamni purshianae extractum fluidum	Sagradafluidextrakt
Thymi extractum fluidum	Thymianfluidextrakt
Valerianae extractum fluidum	Baldrianfluidextrakt

Extracta sicca et spissa

Aloes extractum siccum normatum	Eingestellter Aloeextrakt
Belladonnae folii extractum siccum normatum	Eingestellter Belladonnablättertrockenextrakt
Capsici acris extractum spissum normatum	Eingestellter Cayennepfefferdickextrakt
Crataegi extractum siccum normatum	Eingestellter Weißdorntrockenextrakt
Faecis extractum spissum	Hefe-Dickextrakt
Gentianae extractum siccum normatum	Eingestellter Enziantrockenextrakt
Hippocastani extractum siccum normatum	Eingestellter Rosskastaniensamentrockenextrakt
Ipecacuanhae extractum siccum normatum	Eingestellter Ipecacuanhatrockenextrakt
Liquiritiae extractum siccum normatum	Eingestellter Süßholztrockenextrakt
Polygalae extractum siccum normatum	Eingestellter Senegatrockenextrakt
Rhei extractum siccum normatum	Eingestellter Rhabarbertockenextrakt
Valerianae extractum siccum	Baldrianwurzeltrockenextrakt

Gelatinae

Zinci gelatina (Gelatina Zinci)	Zinkleim
Zinci gelatina dura	Harter Zinkleim

Inhalanda

Salis Ems inhalatio	Emser Salz-Inhalat

Linimenta

Linimentum ammoniato-camphoratum	Flüchtiges Campherliniment
Linimentum ammoniatum	Flüchtiges Liniment
Linimentum aquosum N	Nichtionisches wasserhaltiges Liniment
Linimentum aquosum SR	Wasserhaltiges Liniment SR
Linimentum salicylatum compositum	Zusammengesetztes Salicylliniment
Linimentum saponato-camphoratum	Opodeldok
Calcii hydroxidi linimentum	Kalkliniment
Terebinthinae linimentum compositum	Zusammengesetztes Terpentinliniment

Liquor

Lithanthracis picis liquor (Liquor Carbonis detergens)	Steinkohlenteer-Lösung

Lotiones

Zinci oxidi lotio (Lotio alba aquosa)	Zinkoxidschüttelmixtur
Zinci oxidi lotio rubra (Lotio rubra aquosa)	Zinkoxidschüttelmixtur, hautfarben
Zinci oxidi lotio spirituosa	Ethanolische Zinkoxidschüttelmixtur
Zinci oxidi lotio rubra spirituosa	Ethanolische Zinkoxidschüttelmixtur, hautfarben

Mel

Mel depuratum	Gereinigter Honig
Foeniculi mel	Fenchelhonig
Mel rosatum	Rosenhonig

Mixturae

Mixtura laxans	Abführende Mixtur
Mixtura solvens	Schleimlösende Mixtur

Mucilagines

Acaciae gummi mucilago (Mucilago Gummi arabici)	Gummischleim
Aescini mucilago	Aescin-Gel
Carbomeri mucilago acquosa	Wasserhaltiges Carbomergel
Carmellosi natrici mucilago (Mucilago Natrii Carboxymethylcellulosi)	Caramellose-Natrium-Gel

Gelatum basale hydrophobicum	Hydrophobes Basisgel
Heparini mucilago	Heparin-Gel
Hydroxyethylcellulosi mucilago	Hydroxyethylcellulosegel
Methylcellulosi mucilago	Methylcellulosegel

Oculenta

Oculentum alcalinum	Alkalische Augensalbe
Oculentum emulsificans	Emulgierende Augensalbe
Oculentum simplex	Einfache Augensalbe

Oculoguttae

Argenti acetatis oculoguttae	Silberacetat-Augentropfen
Zinci sulfatis oculoguttae	Zinksulfat-Augentropfen

Otoguttae

Glyceroli otoguttae	Glycerol-Ohrentropfen

Olea

Zinci oxidi oleum (Oleum Zinci)	Zinkoxidöl
Oleum camphoratum	Campheröl

Pastae

Zinci pasta (Pasta Zinci)	Zinkpaste
Zinci pasta cum iecoris aselli oleo	Lebertran-Zinkpaste
Zinci pasta mollis	Weiche Zinkpaste
Zinci pasta salicylata	Zinksalicylsäurepaste

Pastilli

Ammonii chloridi pastilli (Pastilli Ammonii chlorati)	Salmiakpastillen
Liquiritiae succi pastilli	Lakritzenpastillen

Praeparationes

Praeparationes liquidae perorales	Flüssige Zubereitungen zum Einnehmen

Pulveres

Pulvis antacidus	Säurebindendes Pulver
Belladonnae pulvis normatus	Eingestelltes Belladonnapulver
Cellulosi pulvis	Cellulosepulver
Convallariae pulvis normatus	Eingestelltes Maiglöckchenpulver

Digitalis lanatae pulvis normatus	Eingestelltes Digitalis-lanata-Pulver
Digitalis purpureae pulvis normatus	Eingestelltes Digitalis-purpurea-Pulver
Hyoscyami pulvis normatus	Eingestelltes Hyoscyamuspulver
Ipecacuanhae pulvis normatus	Eingestelltes Ipecacuanhapulver
Kalii chloridi pulvis	Kaliumchlorid-Pulver
Liquiritiae pulvis compositus	Brustpulver
Opii pulvis normatus	Eingestelltes Opium
Scillae pulvis normatus	Eingestelltes Meerzwiebelpulver
Secalis cornuti desoleati pulvis normatus	Entfettetes, eingestelltes Mutterkorn
Stramonii pulvis normatus	Eingestelltes Stramoniumpulver

Rhinoguttae

Argenti proteinati rhinoguttae 5,0 per centum	Silbereiweiß-Nasentropfen 5,0 Prozent

Sapones

Sapo capillorum	Shampoo
Sapo kalinus	Kaliseife (»Schmierseife«)
Sapo medicatus	Medizinische Seife

Sirupi

Sirupus emeticus	Brechsirup
Sirupus simplex	Zuckersirup
Althaeae sirupus (Sirupus Althaeae)	Eibischsirup
Aurantii sirupus	Pomeranzensirup
Cerasi sirupus	Kirschsirup
Glucosum liquidum (Sirupus Glucosi)	Glucose-Sirup
Ipecacuanhae sirupus	Brechwurzelsirup
Ipecacuanhae sirupus compositus	Brustsirup
Kalii guaiacolsulfonatis sirupus	Sulfoguajakolsirup
Limoni sirupus	Citronensirup
Plantaginis sirupus	Spitzwegerichsirup
Primulae sirupus	Primelsirup
Rubi idaei sirupus	Himbeersirup
Thymi sirupus	Thymiansirup
Thymi sirupus compositus	Thymian-Hustensaft

Solutiones

Acidi borici solutio (Solutio Acidi borici)	Borsäure-Lösung
Aluminii acetatis tartratis solutio (Liquor Aluminii acetico-tartarici)	Aluminiumacetat-tartrat-Lösung, »Essig(wein)saure Tonerdelösung«
Ammonii hydroxidi solutio 10 per centum (Liquor Ammonii caustici)	Ammoniak-Lösung 10 %
Arning solutio	Arningsche Lösung
Benzalkonii chloridi solutio	Benzalkoniumchlorid-Lösung
Bromhexini solutio	Bromhexin-Lösung
Calcii hydroxidi solutio	Kalkwasser
Castellani solutio sine colore	Farblose Castellansche Lösung
Ethacridini lactatis solutio	Ethacridinlactat-Lösung (Rivanol®-Lösung)
Ferri chloridi solutio	Eisen(III)-chlorid-Lösung
Hydrogenii peroxidum 30 per centum (Hydrogenium peroxydatum solutum concentratum)	Wasserstoffperoxid-Lösung 30 %
Kalii hydroxidi solutio (Liquor Kali caustici)	Kaliumhydroxidlösung
Mentholi solutio paraffinosa	Menthol-Paraffin-Lösung
Methylrosanilinii chloridi solutio 1 per centum	Methylrosaniliniumchlorid-Lösung 1 % (Gentianaviolettlösung)
Natrii chloridi solutio isotonica (Solutio Natrii chlorati isotonica)	Isotonische Natriumchlorid-Lösung
Natrii hydroxidi solutio 30 per centum	Konzentrierte Natriumhydroxid-Lösung
Natrii iodidi (^{123}I) solutio	Natrium (^{125}I)iodid-Lösung
Natrii lactatis solutio	Natriumlactat-Lösung
Polyvidoni-Iodi solutio	Polyvidon-Iod-Lösung
Zinci sulfatis solutio	Zinksulfat-Lösung

Solutiones spirituosae

Acidi formicici solutio spirituosa (Spiritus Formicarum)	Ameisenspiritus
Allylis isothiocyanatis solutio spirituosa (Spiritus Sinapis)	Senfspiritus
Mentholi solutio spirituosa	Ethanolische Mentholllösung

Spiritus

Spiritus aromaticus	Aromatischer Spiritus
Spiritus camphoratus	Campherspiritus
Spiritus ethereus	Etherweingeist »Hoffmanns-Tropfen«
Spiritus e vino	Weinbrand
Spiritus russicus	Russischer Spiritus
Spiritus saponatus	Seifenspiritus
Juniperi spiritus (Spiritus Juniperi)	Wacholdergeist
Lavandulae spiritus	Lavendelspiritus
Melissae spiritus compositus	Karmelitergeist
Menthae piperitae spiritus	Pfefferminzspiritus
Vini gallici spiritus	Franzbranntwein
Vini gallici spiritus cum piceae aetheroleo	Franzbranntwein mit Fichtennadelöl

Styli

Styli caustici	Ätzstifte
Argenti nitratis stylus	Silbernitrat-Ätzstift
Argenti nitratis et kalii nitratis stylus	Silbernitrat-Kaliumnitrat-Ätzstift

Succus

Liquiritiae succus	Süßholzsaft, Lakritze

Suppositoria

Suppositoria analgetica fortia	Starke schmerzlindernde Suppositorien
Suppositoria laxantia	Abführende Suppositorien
Diazepami suppositoria	Diazepam-Suppositorien
Dimenhydrinati suppositoria	Dimenhydrinat-Suppositorien
Glyceroli suppositoria	Glycerolsuppositorien
Paracetamoli suppositoria	Paracetamol-Suppositorien

Suspensiones

Nystatini suspensio	Nystatin-Suspension
Suspensiones perorales	Suspensionen zur oralen Anwendung

Tincturae

Tinctura amara	Bittere Tinktur
Tinctura aromatica	Aromatische Tinktur
Tinctura carminativa	Blähungstreibende Tinktur

Absinthii tinctura (Tinctura Absinthii)	Wermuttinktur
Aconiti tinctura	Eisenhuttinktur
Aloes tinctura	Aloetinktur
Angelicae tinctura	Angelikatinktur
Arnicae tinctura	Arnikatinktur
Aurantii amari epicarpii et mesocarpii tinctura	Bitterorangenschalentinktur
Belladonnae folii tinctura normata	Eingestellte Belladonnatinktur
Benzoes tinctura	Benzoetinktur
Calami tinctura	Kalmustinktur
Capsici tinctura	Spanischpfeffertinktur
Cinchonae tinctura composita	Zusammengesetze Chinatinktur
Colchici tinctura	Herbstzeitlosentinktur
Convallariae tinctura	Maiglöckchentinktur
Crataegi tinctura e foliis cum floribus (Tinctura Crataegi)	Weißdorntinktur aus Blättern und Blüten
Digitalis tinctura	Digitalistinktur, Fingerhuttinktur
Foeniculi tinctura composita	Zusammengesetzte Fencheltinktur
Gentianae tinctura	Enziantinktur
Ipecacuanhae tinctura normata	Eingestellte Ipecacuanha-, Brechwurzeltinktur
Menthae piperitae tinctura	Pfefferminztinktur
Myrrhae tinctura	Myrrhentinktur
Opii tinctura normata	Eingestellte Opiumtinktur
Ratanhiae tinctura	Ratanhiatinktur
Rhei tinctura vinosa	Weinige Rhabarbertinktur
Salviae tinctura	Salbeitinktur
Scillae tinctura	Meerzwiebeltinktur
Strophanthi tinctura	Strophanthustinktur
Strychni tinctura	Brechnusstinktur
Tormentillae tinctura	Tormentilltinktur
Valerianae tinctura	Baldriantinktur
Valerianae tinctura etherea	Etherische Baldriantinktur
Valerianae tinctura composita	Zusammengesetze Baldriantinktur

Unguenta

Acidi borici unguentum	Borsalbe
Ammonii bituminosulfonatis unguentum	Ammoniumbituminosulfonat-Salbe (Ichthyol®-Salbe)
Capsici unguentum compositum	Cayennepfeffersalbe
Cerae unguentum	Wachssalbe

Glyceroli unguentum	Glycerolsalbe
Iecoris aselli olei unguentum	Lebertransalbe
Lanae alcoholum unguentum (Unguentum Alcoholum Lanae) »Eucerinum® anhydricum«	Wollwachsalkoholsalbe
Lanae alcoholum unguentum aquosum (Unguentum Alcoholum Lanae aquosum) »Eucerinum® cum aqua«	Wasserhaltige Wollwachsalkoholsalbe
Lanette unguentum	Lanette-Salbe
Majoranae unguentum	Majoransalbe
Paraffini unguentum	Paraffinsalbe
Plumbi emplastri unguentum (Unguentum diachylon)	Bleipflastersalbe
Polyvidoni-Iodi unguentum	Polyvidon-Iod-Salbe
Unguentum camphoratum	Camphersalbe
Unguentum contra tussim	Hustensalbe
Unguentum contra tussim mite	Milde Hustensalbe
Unguentum emulsificans	Hydrophile Salbe
Unguentum emulsificans aquosum	Wasserhaltige hydrophile Salbe
Unguentum haemorrhoidale	Hämorrhoidalsalbe
Unguentum Hydrargyri cinerium	Graue Quecksilbersalbe
Unguentum hyperaemicum	Hyperämisierende Salbe
Unguentum leniens	Kühlsalbe
Unguentum molle	Weiche Salbe
Zinci unguentum	Zinksalbe

Vina

Vinum stomachicum	Magenwein
Condurango vinum	Condurangowein
Pepsini vinum	Pepsinwein

12 Einführung in die homöopathische Terminologie

Der Begriff Homöopathie ist abgeleitet von den griechischen Wörtern »homoios« (ähnlich) und »pathos« (Leiden).

Der Vater der Homöopathie ist der Leipziger Arzt Samuel Hahnemann (1755 bis 1843). Er entwickelte ein Heilverfahren, bei dem Krankheiten mit Mitteln in hohen Verdünnungen (»Potenzen«) behandelt werden, die bei gesunden Menschen der Krankheit ähnliche Erscheinungen hervorrufen.

Die nach dem Wahlspruch »similia similibus curentur« (»Ähnliches soll durch Ähnliches geheilt werden«) handelnde Homöopathie versteht sich als Gegenteil zu einer Therapie, die Krankheiten durch Mittel behandeln will, die den Krankheitserreger antagonisieren oder abtöten (»Allopathie«).

Die Homöopathie ist eine Reiz- und Regulationstherapie. Die Dosierung erfolgt durch Verdünnung (Potenzierung) der Urtinkturen. Es ist das Anliegen der Autoren, die auf diesem Gebiet arbeitenden Menschen auf Fragen des Patienten vorzubereiten. Als Literatur wurde das Homöopathische Arzneibuch 2003 (HAB) verwendet. In den Monografien werden teilweise althergebrachte Namen genannt, die noch heute eine wesentliche Rolle bei der Verschreibung durch den Homöopathen spielen. Die internationalen Gepflogenheiten (»Kew-Index«) entsprechende botanische Nomenklatur im HAB 2003 ermöglicht eine zweifelsfreie Identifizierung der Pflanzen.

12.1 Begriffsbestimmungen

Urtinkturen:

- Mischungen pflanzlicher Presssäfte mit Ethanol der angegebenen Konzentration laut Vorschrift.
- Auszüge aus frischen oder getrockneten Pflanzen sowie deren Absonderungen, Pflanzenteilen, Pflanzenbestandteilen, Tieren, Teilen von Tieren sowie deren Absonderungen mit flüssigen Arzneiträgern laut Vorschrift.
- Nosoden (Zubereitungen aus Krankheitsprodukten von Mensch oder Tier, aus Krankheitserregern oder deren Stoffwechselprodukten oder aus Zersetzungsprodukten tierischer Organe).

Lösungen:

- Lösungen von Ausgangsstoffen in flüssigen Arzneiträgern.

Zubereitungen:
- Flüssige Zubereitungen sind Urtinkturen und Lösungen sowie deren flüssige Verdünnungen (Dilutionen).
- Feste Zubereitungen sind Verreibungen und deren feste Verdünnungen (Triturationen).

Darreichungsformen:
Sie können aus flüssigen oder festen Zubereitungen hergestellt werden.

Beispiele:
Tabletten, Streukügelchen (Globuli); Parenteralia, Suppositorien, Flüssige Einreibungen (Externa), Salben, Augentropfen, Mischungen, Globuli velati, Gemeinsam potenzierte Mischungen, Nasentropfen, Flüssige weinige Verdünnungen. Triturationen können zur Einzeldosierung in Kapseln abgefüllt werden.

Ausgangsstoffe:
Ausgangsstoffe zur Herstellung homöopathischer Arzneimittel sind Stoffe im Sinne des Arzneimittelgesetzes. Sind Ausgangsstoffe durch eine besondere Vorbehandlung erhalten worden, so muss dies angegeben werden (siehe Seite 149). Zu den Ausgangsstoffen zählen:
- Frische Pflanzen oder Teile frischer Pflanzen,
- Drogen (getrocknete Pflanzen oder Pflanzenteile),
- Tiere,
- Nosoden,
- Mineralische, anorganische und synthetische Stoffe.

Potenzieren:
Die Potenzierung ist das stufenweise Verdünnen fester oder flüssiger Zubereitungen nach einer jeweils angegebenen Vorschrift.

Verdünnungsgrade (verschiedene Konzentrationen) werden durch die Zahl der Verdünnungsstufen erreicht. Sie werden in der Regel durch die Zahl der Verdünnungsstufen im Herstellungsgang entsprechend dem Verdünnungsverhältnis gekennzeichnet.

Verdünnungsverhältnisse werden mit einem Zeichen gekennzeichnet.

D kennzeichnet das Verhältnis 1 zu 10 – Dezimalverdünnung
C kennzeichnet das Verhältnis 1 zu 100 – Centesimalverdünnung

Beispiel: Dezimalverdünnung (D)

Verarbeitungsmenge			Verdünnungsstufe Verdünnungsgrad
1 Teil		mit 9 Teilen	D1
1 Teil	D1	mit 9 Teilen	D2
1 Teil	D2	mit 9 Teilen	D3

Centesimalverdünnung (C)

Verarbeitungsmenge			Verdünnungsstufe Verdünnungsgrad
1 Teil		mit 99 Teilen	C1
1 Teil	C1	mit 99 Teilen	C2
1 Teil	C2	mit 99 Teilen	C3

Weitere Verdünnungsstufen:
»LM – Potenzen«, LM I, LM II Verdünnungsverhältnis 1 zu 50000
»Vicesimalverdünnung« Verdünnungsverhältnis 1 zu 20

1. Verdünnung	Stärke H
2. Verdünnung	Stärke G
3. Verdünnung	Stärke F
4. Verdünnung	Stärke E
5. Verdünnung	Stärke D
6. Verdünnung	Stärke C
8. Verdünnung	Stärke B
10. Verdünnung	Stärke A

12.2 Botanische Nomenklatur

Die botanische Nomenklatur folgt dem Index Kewensis* der Pflanzennamen. Ältere aber sehr bekannte lateinische Bezeichnungen sind den Monografien beigegeben.

Bsp.:	Aconitum napellus	Blauer Eisenhut
	Aconitum	Eisenhut
	Acorus calamus	Echter Kalmus
	Calamus aromaticus	aromatischer Kalmus
	Chrysanthemum vulgare	Gemeine Wucherblume
	Tanacetum vulgare	Rainfarn

Die Monographie der Pflanze besteht aus dem Namen der Gattung und dem Namen der Art.

Bsp.:	Gattung	Art	Herstellung der Zubereitung aus:
	Hamamelis	virginiana	Virgin. Zaubernuss, Hamamelis . . .
	Artemisia	abrotanum	Eberaute . . .
	Artemisia	absinthium	Wermut . . .
	Artemisia	cina	Zitwer . . .
	Artemisia	vulgaris	Beifuß . . .

* Index Kewensis – IPNI International Plant Names Index/Internationaler Pflanzennamen-Index

Bei diesen Beispielen wird der deutsche Name vom lateinischen Gattungs- oder Artnamen gebildet.

Gattung und Art werden manchmal erweitert durch Angaben zum Pflanzenteil und seiner Beschaffenheit.

Bsp.:	Hamamelis virginiana e foliis	Blätter der virgin. Zaubernuss, des Hamamelis
	Hamamelis virginiana e cortice summitatibusque	Zweigrinde und Zweigspitzen der virgin. Zaubernuss, des Hamamelis
	Ilex aquifolium e foliis siccatis	getrocknete Blätter der Stechpalme

Merke:

Die Bezeichnung der Pflanze oder des Tieres mit Gattung und Art garantiert den richtigen Einsatz bei der Herstellung der homöopathischen Zubereitungen.
Bei der Bezeichnung der Zubereitungen benutzt man überwiegend den Gattungsnamen, seltener den Artnamen und beide nur dann, wenn mehrere Arten einer Gattung vorkommen.

Die Bezeichnungen für Zubereitungen müssen zusätzlich gekennzeichnet werden, wenn eine besondere Vorbehandlung bei der Herstellung erfolgt.

Bsp.:	Hamamelis virginiana, ethanol. Decoctum	Hamamelis (Ethanol-Ansatz mit Siedevorgang)
	Cichorium intybus Rh	Gemeine Wegwarte, Zichorie (Vergärungsvorgang im Warm-Kalt-Rhythmus »Rh«)

Merke:

Die Monografien der Pflanzen lassen nur in wenigen Fällen den verwendeten Pflanzenteil und seinen Zustand, frisch oder getrocknet, am Titel erkennen.
Das HAB 2003 nennt aber zu jeder Monografie der Pflanze die verwendeten Teile und ihren Zustand.

Bsp.: verwendet werden:
- die frischen oberirdischen Teile von . . ., ohne Stängel zur Blütezeit
- die frischen Blüten von . . .
- die getrockneten oberirdischen Teile von . . .
- die frischen ganzen Pflanzen von . . ., zur Blütezeit
- die frischen ganzen Pflanzen mit unreifen Früchten von . . ., zur Blütezeit

Die auf einer homöopathischen Verschreibung oder einer Darreichungsform angegebene pflanzliche Monografie nennt die Urtinktur oder die flüssige Verdünnung.

Bsp.: *Monografie*	*Urtinktur oder Verdünnung*
Achillea millefolium	Schafgarben-Urtinktur
Alchemilla vulgaris ex herba siccata	Frauenmantel-Urtinktur aus dem getrockneten Kraut
Cnicus benedictus (Carduus benedictus)	Benediktenkraut-Urtinktur (Kardobenediktenkraut-Urtinktur)

12.3 Kennzeichnung bei Zubereitungen mit besonderer Vorbehandlung

Zubereitungen, die durch eine besondere Vorbehandlung gewonnen werden, sind in der Bezeichnung zu kennzeichnen. Das gilt auch für Darreichungsformen, die mit obigen Zubereitungen hergestellt werden.

Kennzeichnungen	Stoffliche Zusätze oder Vorgänge bei der Herstellung der Urtinkturen nach Vorschrift	
– aquos.	Wasser für Injektionszwecke	5b, 8b, 42b, 49
– col.	Ableitung von »cola« (seihe)	32
– Decoctum	Abkochung mit gereinigtem Wasser über 90 °C	23a–23b
– destillata	Ansatz wird destilliert	52
– Digestio	Auszug mit gereinigtem Wasser bei 37 °C	24b
– ethanol. Decoctum	Ansatz mit Ethanol wird unter Rückfluss im Sieden gehalten	19a–19f
– ethanol. Digestio	Auszug des Ansatzes mit Ethanol bei 37 °C	18a–18f
– ethanol. Infusum	Ansatz mit Ethanol wird mit siedendem Wasser übergossen	20
– ferm	Fermentation	33a–33f, 34a–i, 35a–35c, 36, 51, 53
– ferm cum Ferro	Fermentation und Hämatit ›Eisen(III)-oxid‹	37a
– ferm cum Zinco	Fermentation und Zink	37b
– Gl	Glycerol-Lösung zur Mazeration	41a–41c
– Infusum	Aufguss mit siedendem gereinigtem Wasser	24a
– K	Mazeration in der Kälte (»K«)	38
– Rh	Vergärung im Warm-Kalt-Rhythmus (»Rh«)	21–22

– spag. Glückselig	Spagyrische Urtinktur – Mazeration zerkleinerte Pflanzenteile oder Drogen	54a–54b
– spag. Krauß	Spagyrische Urtinktur – Vergärung mit gereinigtem Wasser, Saccharose und Reinzuchthefe. Die Mengen und der Ablauf nach Krauß	27–30
– spag. Peka	Spagyrische Urtinktur – Vergärung mit den gleichen Stoffen. Die Mengen und der Ablauf nach Peka	47a–47b
– spag. Strathmeyer	Spagyrische Urtinktur – Vergärung mit den gleichen Stoffen. Die Mengen und der Ablauf nach Strathmeyer	50a–50c
– spag. Zimpel	Spagyrische Urtinktur – Vergärung mit den gleichen Stoffen. Die Mengen und der Ablauf nach Zimpel	25–26

»Spagyrik« – Arzneimittelzubereitung auf alchemischer Basis

12.4 Kennzeichnung der flüssigen Einreibungen

Flüssige Einreibungen (Externa) tragen in der Bezeichnung entsprechend den Herstellungsvorschriften 12b bis 12f des HAB 2005 einen Zusatz.

Vorschrift	Zusatz	Pflanzenanteil von 100 Teilen Gesamtmasse	Darreichungsformen zum externen Gebrauch
12b	»ad usum externum«		Tinkturen
12c	LA 20 %	20	Tinkturen
12d	H 10 %	10	Öle
12e	H 5 %	5	Öle
12f	W 10 %	10	Öle
12g	W 5 %	5	Öle
12h	10 %	10	Öle
12i	5 %	5	Öle
12j	»oleos«	Mischungen flüssiger Verdünnungen mit Pflanzenölen	ölhaltige Einreibungen
12k	LA 10 %	10	Tinkturen
121	Decoctum LA 10% sicc.	10	Tinkturen
12m	LA 25% sicc.	25	Tinkturen

Fortsetzung

Vorschrift	Zusatz	Pflanzenanteil von 100 Teilen Gesamtmasse	Darreichungsformen zum externen Gebrauch
12n	LA 10%	10	Tinkturen
12o	LA 25%	25	Tinkturen

LA Lösungsansatz, H Temperaturhinweis zur Herstellung 60–70 °C
W Temperaturhinweis zur Herstellung 37 °C

Merke:

Flüssige weinige Verdünnungen tragen in der Bezeichnung nach der Potenzangabe den Zusatz »vinos.«.
Metallpulverhaltige Salben tragen in der Bezeichnung den Zusatz »M«.

12.5 Chemische Nomenklatur

Lateinische Bezeichnung der Salze
Im HAB 2005 ist die „alte lateinische Bezeichnung“ nach deutscher Tradition verbindlich. Es wird das Anion in Form eines Adjektivs dem Kation zur Seite gestellt. Teilweise sind in der Homöopathie traditionelle, sonst unübliche Bezeichnungen noch gebräuchlich.

Alte chemische Bezeichnungen

Aethiops antimonialis	Spießglanzmohr, Antimon(III)-sulfid und schwarzes Quecksilber(II)-sulfid
Aethiops mineralis	Quecksilbermohr, Quecksilber(II)-sulfid und Schwefel
Alumina	Tonerde
Arsenicum album	Arsen(III)-oxid, (Weißes Arsenik)
Aurum chloratum natronatum	Natriumtetrachloroaurat, (Goldsalz)
Cinnabaris	Rotes Quecksilber(II)-sulfid, (Zinnober)
Glonoinum	Glyceroltrinitrat, (Nitroglycerin)
Mercurius bijodatus	Quecksilber(II)-iodid
Mercurius cyanatus	Quecksilber(II)-cyanid
Mercurius dulcis	Quecksilber(I)-chlorid, »Calomel«

Mercurius nitricus oxydulatus	Quecksilber(I)-nitrat
Mercurius sublimatus corrosivus	Quecksilber(II)-chlorid, »Sublimat«
Mercurius vivus	Quecksilber
Silicea	Gefälltes Siliciumdioxid, Gefällte Kieselsäure
Tartarus stibiatus	Kaliumantimonyltartrat »Brechweinstein«

12.6 Nomenklatur von Tieren und tierischen Teilen

Ambra grisea	Grauer Amber, Ambra (talgartige Darmmasse des Pottwales)
Apisinum	Bienengift der Honigbiene
Apis mellifica	Honigbiene
Asterias rubens	Roter Seestern
Blatta orientalis	Orientalische Schabe
Castoreum	Bibergeil (Bauchdrüsensekret des Bibers)
Corallium rubrum	Kalkskelett der roten Edelkoralle
Dactylopius coccus	Cochenille-Laus
Euspongia officinalis	Meerschwamm (Schwammkohle)
Formica rufa	Rote Waldameise
Lachesis mutus	Schlangengift der Buschmeisterschlange
Lytta vesicatoria (Cantharis)	Spanische Fliege
Naja naja	Schlangengift der indischen Brillenschlange (Kobra)
Ostrea edulis (Conchae)	Kalk der zerbrochenen Austerschalen
Sepia officinalis	Tintendrüsensekret des Tintenfisches
Talpa europaea	Maulwurf

12.7 Lateinische Bezeichnungen überwiegend in der Homöopathie verwendeter Stoffe und Pflanzen

A

Acidum silicicum (Silicea)	Gefälltes Siliciumdioxid
Aconitum napellus (Aconitum)	Blauer Eisenhut
Actaea spicata	Ähren-Christophskraut
Ambra grisea	Graue Ambra
Anagallis arvensis	Ackergauchheil
Anamirta cocculus	Kokkelskörner

Apis mellifica	Honigbiene
Aristolochia clematitis	Aufrechte Osterluzei
Arnica montana	Arnika
Arsenicum album	Arsen(III)-oxid (Weißes Arsenik)
Atropinum sulfuricum	Atropinsulfat
Auri solutio colloidalis	Kolloidale Goldlösung
Avena sativa	Hafer
B	
Berberis vulgaris	Berberitze (Sauerdorn)
Betula pendula	Hänge-Birke
Bryonia cretica	Rote Zaunrübe
C	
Calcium fluoratum	Calciumfluorid
Calcium phosphoricum	Calciumhydrogenphosphat
Calendula officinalis	Garten-Ringelblume
Caltha palustris	Sumpfdotterblume
Capsella bursa-pastoris	Hirtentäschel
Carduus marianus	Mariendistel
Carum carvi	Kümmel
Chamomilla	Kamille
Chelidonium majus	Großes Schöllkraut
Clematis recta	Aufrechte Waldrebe
Cnicus benedictus	Benedikten-, Bitterdistelkraut
Cochlearia officinalis	Echtes Löffelkraut
Condurango	Condurango
Conium maculatum	Gefleckter Schierling
D	
Daphne mezereum	Gemeiner Seidelbast
Datura stramonium	Weißer Stechapfel, Stramonium…
E	
Echinacea	Sonnenhut
Equisetum arvense	Ackerschachtelhalm
Euonymus europaea	Europäischer Pfaffenhut
Euphrasia	Augentrost
F	
Ferrum phosphoricum	Eisen(III)-phosphat
Foeniculum vulgare	Garten-Fenchel
Fumaria officinalis	Echter Erdrauch

G	
Galega officinalis	Echte Geißraute
Galium aparine	Kletten-Labkraut
Gelsemium sempervirens	Jasmin
Gentiana lutea	Gelber Enzian
Geranium robertianum	Ruprechts-Storchschnabel, Ruprechtskraut
Graphites	Grafit
Gratiola officinalis	Gottesgnadenkraut
H	
Hedera helix	Gemeiner Efeu
Hydrastis canadensis	Kanadische Gelbwurz
Hypericum perforatum	Johanniskraut
I	
Ignatia	Ignatius-Bohne
Ilex aquifolium	Stechpalme
J	
Juglans regia	Walnuss
Juniperus communis	Gemeiner Wacholder
K	
Kalium chloratum	Kaliumchlorid
L	
Leptandra	Leptandra-Wurzel
Lobaria pulmonaria	Lungenmoos, -flechte
Lycopodium clavatum	Keulen-Bärlapp
M	
Melilotus officinalis	Echter Steinklee
Mercurius cyanatus	Quecksilber(II)-cyanid
Myosotis arvensis	Acker-Vergissmeinnicht
N	
Nasturtium officinale	Brunnenkresse
Natrium sulfuricum	Natriumsulfat
Nux vomica	Brechnuss
O	
Ononis spinosa	Dornige Hauhechel

P	
Petroleum rectificatum	Rektifiziertes Petroleum
Phytolacca americana	Kermesbeere
Pinus silvestris	Gemeine Kiefer
Pulsatilla pratensis	Wiesen-Kuhschelle, Küchenschelle
R	
Robinia pseudo-acacia	Weiße Robinie, Scheinakazie, Falsche Akazie
S	
Sanguinaria canadensis	Kanadische Blutwurz
Scrophularia nodosa	Knotige Braunwurz
Sedum acre	Scharfer Mauerpfeffer
Smilax (Sarsaparilla)	Sarsaparille
Sulfur	Schwefel (sublimiert)
T	
Taraxacum officinale	Löwenzahn
Taxus baccata	Beeren-Eibe
Teucrium scorodonia	Salbei-Gamander
Thuja occidentalis	Abendländischer Lebensbaum
U	
Urtica dioica	Große Brennnessel
V	
Veronica officinalis	Wald-Ehrenpreis
Viscum album	Laubholz-Mistel

Merke:

Bei der Übersetzung homöopatischer Verschreibungen wird die »Deutsche Bezeichnung der verwendeten Pflanze« überwiegend aus einem Teil des botanischen Namens gebildet.

Stammpflanze	Botanischer Name	Deutsche Bezeichnung
Nasturtium officinale	Echte Brunnenkresse	*Brunnenkresse*
Equisetum arvense	Acker-Schachtelhalm	*Schachtelhalm*
Hedera helix	Gemeiner Efeu	*Efeu*
Geranium robertianum	Ruprecht-Storchschnabel	*Ruprechtskraut*
Gratiola officinalis	Gottes-Gnadenkraut	*Gnadenkraut*

Übungen zur homöopathischen Terminologie

Übungsaufgabe 1:
In einer homöopathischen Verschreibung sind enthalten
1 g Conium Dil. D3
1 g Ambra grisea Dil. D6
1 g Petroleum rectificatum Dil. D8
7 g Anamirta cocculus Dil. D4

Nenne die deutschen Namen der Zusammensetzung und erläutere die Abkürzungen Dil. und D3, D4, D6, D8

Übungsaufgabe 2:
Bilde die deutschen Namen der Urtinkturen aus diesen Pflanzen ohne die Kennzeichnung

Beispiel:

Arnica montana e planta tota Rh	Arnika-Urtinktur aus der ganzen Pflanze
Gelsemium sempervirens, ethanol. Decoctum	Jasmin-Urtinktur

Foeniculum vulgare, ethanol. Decoctum; Capsella bursa-pastoris, ethanol. Decoctum; Bryonia ferm 33b; Cnicus benedictus spag. Zimpel; Chelidonium majus e floribus, ethanol Digestio; Euphrasia 3c; Gratiola officinalis 3b; Cochlearia officinalis spag. Krauß; Hyericum perforatum Rh.

Übungsaufgabe 3:
Welche Bedeutung haben die Kennzeichnungen?
-ethanol. Decoctum, -ethanol. Infusum, -ferm 33b, -spag. Zimpel,
-ethanol. Digestio, -3c, -3b, -spag. Krauß und Rh.

Übungsaufgabe 4:
Bilde die deutschen Namen der Urtinkturen aus diesen Pflanzen: Actea spicata, Anagallis arvensis, Aristolochia clematitis, Avena sativa, Conium maculatum, Berberis vulgaris e fructibus, Carum carvi, Datura stramonium, Euonymus europaea, Geranium robertianum, Ilex aquifolium e foliis siccatis, Lobaria pulmonaria, Daphne mezereum, Smilax, Thuja occientalis, Betula pendula e foliis, Hedera helix, Galega officinalis e semine siccato, Juniperus communis e fructibus siccatis, Rosmarinus officinalis e foliis recentibus, Taxus baccata, Viscum album.

Übungsaufgabe 5:
Ein homöopathisches Arzneimittel hat folgende Zusammensetzung:

100 g Lösung enthalten:	Aconitum D5	10 g
	Atropinum sulfuricum D5	50 g
	Mercurius cyanatus D8	40 g

Nenne die deutsche Bezeichnung der Urtinktur-Verdünnungen.

Übungsaufgabe 6:
100 g einer Tropflösung enthalten:

Taraxacum Ø	8,0 ml	Calendula Ø	4,5 ml
Arsenicum album Dil. D8	1,0 ml	Chelidonium Dil. D2	0,5 ml
Leptandra Ø	0,3 ml	Echinacea Ø	0,3 ml
Phytolacca Dil. D2	0,2 ml	Carduus marianus Dil. D1	0,2 ml
Condurango Dil. D1	0,2 ml	Hydrastis Ø	0,1 ml
Lycopodium Dil. D2	0,1 ml	Sanguinaria Ø	0,1 ml

Nenne die enthaltenen Urtinkturen mit deutschem Namen.
(Urtinkturen-Kurzzeichen: Ø)
Verfahre in gleicher Weise mit den flüssigen Verdünnungen und nenne das Verdünnungsverhältnis und die Verdünnungsstufe.

Übungsaufgabe 7:
Eine Tropflösung enthält: Gentiana lutea D1, Melilotus officinalis D2, Apis mellifica D3, Geranium robertianum D2, Ononis spinosa D4, Thuja D2, Teucrium scorodonia D2, Galium aparine D3, Clematis D3, Caltha palustris D2, Sedum acre D3, Calcium fluoratum D10, Urtica D2, Scrophularia nodosa D2, Juglans regia D3, Natrium sulfuricum D4, Acidum silicicum D6, Veronica officinalis D4, Sulfur D8.

Bilde die deutschen Namen der Verdünnungen der Urtinkturen.

13 Trivialnamen, lateinische Bezeichnungen für Reinheitsgrade von Chemikalien, Zahlen, Mengen und Maße

13.1 Trivialnamen – die umgangssprachliche Bezeichnung von Salzen

Bittersalz	Magnesiumsulfat
Glaubersalz	Natriumsulfat
Höllenstein	Silbernitrat
Kochsalz	Natriumchlorid
Weinstein	Kaliumhydrogentartrat (Tartarus depuratus)
Brechweinstein	Kaliumantimonyltartrat (Tartarus emeticus, GIFT!)

13.2 Lateinische Bezeichnungen für Reinheitsgrade von Chemikalien

crụdum (crud.)	roh (roh)
pro analỵsi (p. a.)	zur Analyse (z. A.)
pụrum (pur.)	rein (rein)
pụrum speciạle (pur. spec.)	spezialrein (sp. rein)
purịssimum (puriss. p. a.)	reinst zur Analyse (reinst z. A.)
tẹchnicum (techn.)	technisch (techn.)

13.3 Grundzahlen

1	unus, una, unum	13	trẹdecim
2	duo, duae, duo	14	quattuọrdecim
3	tres, tres, tria	15	quịndecim
4	quạttuor	16	sẹdecim
5	quinque	17	septẹndecim
6	sex	18	duodevigịnti
7	septem	19	undevigịnti
8	octo	20	vigịnti
9	novem	21	vigịnti unus; unus et vigịnti
10	decem	22	vigịnti duo; duo et vigịnti
11	ụndecim	23	vigịnti tres
12	duọdecim	24	vigịnti quattuor

25	vigịnti quinque	100	centum
26	vigịnti sex	109	centum novem
27	vigịnti septem	200	ducẹnti, ae, a
28	duodetrigịnta	300	trecẹnti, ae, a
29	undetrigịnta	400	quadringẹnti, ae, a
30	trigịnta	500	quingẹnti, ae, a
31	trigịnta unus; unus et trigịnta	600	sescẹnti, ae, a
32	trigịnta duo usf.	700	septingẹnti, ae, a
38	duodequadragịnta	800	octingẹnti, ae, a
39	undequandragịnta	900	nongẹnti, ae, a
40	quadragịnta	1000	mille
41	quadragịnta unus usf.	2000	duo mịlia
48	duodequinquagịnta	3000	tria mịlia
49	undequinquagịnta	5000	quinque mịlia
50	quinquagịnta usf.	10000	decem mịlia
60	sexagịnta	50000	quinquagịnta mịlia
70	septuagịnta	100000	centum mịlia
80	octogịnta	200000	ducẹnta mịlia
90	nonagịnta	1000000	decies centẹna mịlia

13.4 Ordnungszahlen

der Erste	primus	einfach	simplex
der Zweite	secụndus	zweifach	duplex
der Dritte	tẹrtius	dreifach	triplex
der Vierte	quartus	vierfach	quạdruplex
der Fünfte	quintus	fünffach	quịnquiplex
der Sechste	sextus	zehnfach	dẹcemplex
der Siebente	sẹptimus	hundertfach	cẹntuplex
der Achte	octạvus		
der Neunte	nonus		
der Zehnte	dẹcimus		

13.5 Griechische Zahlen (in der chemischen Nomenklatur)

1	mono	(einfach)	4	tetra	(vierfach)
2	di	(zweifach)	5	penta	(fünffach)
3	tri	(dreifach)	6	hexa	(sechsfach)

7	hepta	(siebenfach)	14 tetrạdeca
8	octa	(achtfach)	15 pentạdeca
9	nona	(neunfach)	16 hexạdeca
10	deca	(zehnfach)	17 heptạdeca
11	ụndeca		18 octạdeca
12	dọdeca		19 nonạdeca
13	trịdeca		20 eịkosa

13.6 Römische Zahlen

I = 1	XX = 20	CC = 200
II = 2	XXX = 30	CCC = 300
III = 3	XL = 40	CD = 400
IV = 4	L = 50	D = 500
V = 5	LX = 60	DC = 600
VI = 6	LXX = 70	DCC = 700
VII = 7	LXXX = 80	DCCC = 800
VIII = 8	XC = 90	CM = 900
IX = 9	IC = 99	XM = 990
X = 10	C = 100	M = 1000

Regeln

1. Das Zeichen für die größere Zahl steht stets links vom Zeichen der kleineren Zahl.
2. Steht das Zeichen einer kleineren Zahl links, so ist die entsprechende Zahl zu subtrahieren statt zu addieren. CM = 1000 – 100 = 900
3. Es ist nicht gestattet, mehrere Grundzeichen oder ein Hilfszeichen voranzustellen.

Grundzeichen:	I	X	C	M
	1	10	100	1000
Hilfszeichen:	V	L	D	
	5	50	500	

Beispiel:

MCMLIX = 1959, aber nicht LM, sondern CML für 950.

4. Die Werte von gleichen nebeneinander gestellten Zeichen werden addiert.

CCC = C + C + C = 300

13.7 Mengen und Maße für Arzneimittel und Drogen

Gramma Nom. Sing., Grammata Akk. Pl. – das Gramm (g)

Decagrạmma	10 g
Hectogrạmma	100 g
Kilogrạmma	1000 g
Decigrạmma	${}^{1}/_{10}$ g = 0,1 g
Centigrạmma	${}^{1}/_{100}$ g = 0,01 g
Milligrạmma	${}^{1}/_{1000}$ g = 0,001 g

1 Teelöffel ≙ 5 ml

Wässrige Arzneizubereitung	1 g oder ml ≙ 20 Tropfen
70-prozentige alkoholische Arzneizubereitungen	1 g ≙ 50–60 Tropfen
Blüten-, Blatt- und Krautdrogen	1 gehäufter Teelöffel ≙ 1,6 g 1 gehäufter Esslöffel ≙ 4,0 g
Wurzel-, Holz- und Rindendrogen sowie Bärentrauben-Blätter und Leinsamen	1 gehäufter Teelöffel ≙ 2,8 g 1 gehäufter Esslöffel ≙ 7,0 g

14. Anhang: Lösungen zu den Übersetzungsübungen

Merke:

Falls keine Bezeichnungen in Klammern genannt werden ist die »Alte lateinische Bezeichnung« mit der »Neuen lateinischen Bezeichnung« identisch.

Übungsaufgabe Seite 25
Agrimoniae herba (Herba Agrimoniae), Angelicae tinctura (Tinctura Angelicae), Asperulae herba (Herba Asperulae), Droserae herba (Herba Droserae), Rosenwaser, Eisenkraut, Meerzwiebeltinktur, Enziantinktur.

Übungsaufgabe Seite 26
Belladonnae tinctura, Jalapae resina, Melissae folium, Convallariae herba.

Übungsaufgabe Seite 29
Cerasi sirupus (Sirupus Cerasi), Gentianae tinctura (Tinctura Gentianae), Calami tinctura (Tinctura Calami), Myrrhae tinctura (Tinctura Myrrhae), Crataegi folium (Folia Crataegi), Rubi fruticosi folium (Folia Rubi fruticosi), Thymi sirupus (Sirupus Thymi), Fucus, Salviae folium (Folia Salviae), Belladonnae folium (Folia Belladonnae).
Hyposcyamusblätter (Bilsenkrautblätter), Ipecacuanhawurzel (Brechwurzel), Birkenblätter, Bärentraubenblätter.

Übungsaufgabe Seite 35
Ipecacuanhae tinctura (Tinctura Ipecacuanhae), Solani amylum (Amylum Solani), Tritici amylum (Amylum Tritici), Cinchonae extractum (Extractum Chinae), Belladonnae extractum (Extractum Belladonnae), Liquiritiae succus (Succus Liquiritiae), Millefolii herba (Herba millefolii), Fluoresceinum natricum (Fluoresceini Natrium), Betulae folium (Folia Betulae), Farfarae folium (Folia Farfarae), Hederae helicis folium (Folia Hederae helicis), Olivae oleum (Oleum Olivarum), Melissae folium (Folia Melissae), Rosmarini folium (Folia Rosmarini), Salviae folium (Folia Salviae), Calami aetheroleum (Oleum Calami), Carvi aetheroleum (Oleum Carvi), Anisi aetheroleum (Oleum Anisi), Citronellae aetheroleum (Oleum Citronellae), Limonis aetheroleum (Oleum Citri), Eucalypti aetheroleum (Oleum Eucalypti), Foeniculi aetheroleum (Oleum Foeniculi), Juniperi aetheroleum (Oleum Juniperi), Arachidis oleum (Oleum Arachidis), Lauri oleum (Oleum Lauri), Lavandulae aetheroleum (Oleum Lavandulae), Rapae oleum (Oleum Rapae), Rosmarini aetheroleum (Oleum Rosmarini), Terebinthinae aetheroleum (Oleum Terebinthinae), Thymi aetheroleum (Oleum Thymi), Aurantii sirupus (Sirupus Aurantii), Rubi idaei sirupus (Sirupus Rubi idaei), Absinthii herba (Herba Absinthii), Aurantii tinctura (Tinctura Aurantii), Opii tinctura (Tinctura Opii), Pepsini vinum (Vinum Pepsini).

Eibischsirup, Tormentilltinktur, Carnaubawachs, Macrogol-Salbe, Opiumextrakt, Phenobarbital-Natrium, Sulfathiazol-Natrium, Sonnentaukraut.

Übungsaufgabe Seite 43
Ethanolum anhydricum (Alcohol absolutus), Dextrinum, Calcii hydroxidum (Calcium hydroxydatum), Cresolum crudum, Silicii dioxidum (Silicium dioxydatum), Zinci oxidum (Zincum oxydatum), Glyceroli suppositoria, Styli caustici, Aqua conservata, Caricae sirupus compositus, Essentia aroma-

tica, Ephedrinum anhydricum, Ferri tinctura aromatica (Tinctura Ferri aromatica), Collodium elasticum, Colae extractum fluidum (Extractum Colae fluidum), Coffeini compressi, (Tabulettae Coffeini), Plumbi emplastrum (Emplastrum Lithargyri), Valerianae extractum siccum (Extractum Valerianae siccum), Zinci oxidi oleum (Oleum Zinci).

Weißdornfluidextrakt, Eingestellter Weißdorntrockenextrakt, Gebleichtes (weißes) Wachs, Weißes Vaselin, Trockenextrakte, Anisöl, Birkenblätter, Himbeersirup, Lorbeeröl, Schachtelhalmkraut, Geschnittene Sennesblätter, Geschnittene Pfefferminzblätter, Geschnittenes Wermutkraut, Süßholztrockenextrakt.

Übungsaufgabe Seite 46

Sirupus emeticus, Menthae piperitae aetheroleum (Oleum Menthae piperitae), Menthae piperitae tinctura (Tinctura Menthae piperitae), Cera flava, Menthae piperitae folium (Folia Menthae piperitae), Hydrargyri oxidum flavum (Hydrargyrum oxydatum via humida paratum), Hydrargyri oxidum rubrum (Hydrargyrum oxydatum rubrum), Thymi extractum fluidum (Extractum Thymi fluidum), Vaselinum flavum, Vaselinum album, Tinctura amara, Zinci unguentum (Unguentum Zinci), Zinci sulfatis oculoguttae (Oculoguttae Zinci sulfurici), Carbacholi oculoguttae (Oculoguttae Carbacholi), Zinci oxidi oleum (Oleum Zinci), Absinthii tinctura composita (Tinctura Absinthii composita), Terebinthinae aetheroleum rectificatum (Oleum Terebinthinae rectificatum).

Phenolum liquefactum, Paraffinum perliquidum, Paraffinum solidum (Paraffinum durum), Paraffinum liquidum (Paraffinum subliquidum), Tinctura carminativa, Thymi sirupus (Sirupus Thymi), Millefolii herba concisa (Herba Millefolii concisa), Crataegi extractum fluidum (Extractum Crataegi fluidum), Betulae folium concisum (Folia Betulae concisa), Thymi sirupus compositus (Sirupus Thymi compositus).

Kamillenfluidextrakt, Glycerol-Ohrentropfen, Gelbes Vaselinöl, Titandioxid, Geschnittenes Thymiankraut, Sternanis.

Fenchelöl, Schweineschmalz, Gebleichtes Wachs, Brennnesselblätter, Hopfendrüsen, Sonnentaukraut, Campheröl, Magenwein.

Übungsaufgabe Seite 47

Balsamum peruvianum, Lichen islandicus, Sal Ems factitium, Cinnamomum ceylanicum, Chamomillae romanae flos (Flores Chamomillae Romanae).

Übungsaufgabe Seite 49

Lichen islandicus, Ethanolum anhydricum (Alcohol absolutus), Alcoholes adipis lanae (Alcoholes Lanae), Frangulae cortex (Cortex Frangulae), Frangulae cortex concisus (Cortex Frangulae concisus), Matricariae flos (Flores Chamomillae), Chamomillae romanae flos (Flores Chamomillae Romanae), Tiliae flos (Flores Tiliae), Calendulae flos (Flores Calendulae sine Calycibus), Pulmonariae herba (Herba Pulmonariae), Ligni carbo pulveratus (Carbo Ligni pulveratus), Guaiaci lignum (Lignum Guajaci), Dulcamarae stipes (Stipites Dulcamarae), Pulveres normati, Lavandulae flos (Flores Lavandulae).

Schweineschmalz, Hartfett, Rohcresol, Kaliseife (Schmierseife), Medizinische Seife, Kaliumbromid, Kaliumcarbonat, Kaliumpermanganat, Wasserfreies Natriumsulfit, Kohlegranulat, Kohlendioxid, Medizinische Kohle, Klettenwurzel.

Übungsaufgabe Seite 51 (oben)

Aluminii acetatis tartratis solutio (Liquor Aluminii acetico-tartarici), Natrii iodidi solutio 10 per centum (Solutio Natrii jodati 10 %), Natrii hydroxidi solutio 7 per centum (Liquor Natri caustici dilutus), Natrii iodidum (Natrium jodatum), Hydrogenii peroxidum 3 per centum (Hydrogenium peroxydatum solutum), Masticis solutio composita (Solutio Masticis composita), Ferri chloridi solutio (Liquor Ferri sesquichlorati), Acidi borici solutio (Solutio Acidi borici), Iodi solutio ethanolica (Tinctura Jodi), Natrii chloridi solutio isotonica (Solutio Natrii chlorati isotonica).

Natriumlactatlösung, Schlehdornblüten, Essigsäure, Orale Suspensionen, Zinkoxidschüttelmixtur, Zink(oxid)öl, Zinkpaste, Hydroxyethylcellulosegel, Bittere Tinktur, Spitzwegerichkraut, Ascorbinsäure-Kapseln, Dünnflüssiges Paraffin, Dickflüssiges Paraffin.

Übungsaufgabe Seite 51 (unten)

Angelicae radix concisa (Radix Angelicae concisa), Valerianae radix (Radix Valerianae), Ipecacuanhae radix (Radix Ipecacuanhae), Gentianae radix (Radix Gentianae), Frangulae cortex concisus (Cortex Frangulae concisus), Althaeae radix concisa (Radix Althaeae concisa), Levistici radix (Radix Levistici), Adeps suillus, Melissae folium concisum (Folia Melissae concisa), Petroselini radix (Radix Petroselini), Rhei radix (Radix Rhei), Liquiritiae radix (Radix Liquiritiae), Belladonnae radix (Radix Belladonnae), Juglandis folium (Folia Juglandis), Salicis cortex (Cortex Salicis).

Calciumhypochlorit, Birkenteer, Arabisches Gummi, Verflüssigtes Phenol, Eingestellter Rhabarbertrockenextrakt, Reisstärke, Weinige Rhabarbertinktur, Wasserfreies Ethanol, Gereinigte Kieselerde.

Übungsaufgabe Seite 52

Arachidis oleum (Oleum Arachidis), Maydis amylum (Amylum Maydis), Ononidis radix (Radix Ononidis), Cera carnauba (Cera Carnaubae), Cera liquida, Plumbi emplastrum unguentum (Unguentum diachylon), Hamamelidis extractum fluidum (Extractum Hamamelidis fluidum), Formaldehydi solutio saponata (Liquor Formaldehydi saponatus), Foeniculi tinctura composita (Tinctura Foeniculi composita), Foeniculi aetheroleum (Oleum Foeniculi), Caricae sirupus compositus (Sirupus Caricae compositus), Aurantii amari floris aetheroleum (Oleum Aurantii amari e Floribus), Zinci pasta salicylata.

Perubalsam, Schafgarbenblüten, Citronellöl, Ameisenspiritus, Ethanolhaltige Iod-Lösung, Insektenblüten, Pepsinwein, Franzbranntwein, Hyoscin-(Scopolamin-)hydrobromid.

Übungsaufgabe Seite 53

Calami rhizoma (Rhizoma Calami), Piperis methystici rhizoma (Rhizoma Piperis methystici), Curcumae xanthorrhizae rhizoma (Rhizoma Curcumae xanthorrhizae), Tormentillae rhizoma (Rhizoma Tormentillae), Solani amylum (Amylum Solani), Hippocastani semen (Semen Hippocastani), Sulfur sublimatum, Lini semen (Semen Lini), Lavandulae spiritus (Spiritus Lavandulae), Filicis rhizoma (Rhizoma Filicis), Iecoris aselli oleum (Oleum Jecoris); Althaeae sirupus (Sirupus Althaeae), Tinctura amara, Aurantii amari epicarpium et mesocarpium (Pericarpium Aurantii amari).

Karmeliter(Melissen-)geist, Römische Kamillen, Alexandriner-Sennesfrüchte, Tinnevelly-Sennesfrüchte, Latschenkiefernöl, Lakritzenpastillen, (Weißes) Augenvaselin, Einfache Augensalben, Pomeranzen-Fluidextrakt, Fenchelhonig, Weiße Pfefferfrüchte, Schwarze Pfefferfrüchte, Ingwerwurzelstock, Eingestelltes Opiumpulver.

Übungsaufgabe Seite 54

Singular	Plural	Singular	Plural	Singular	Plural
Sal	Sal-ia	Secal-e	Secal-ia	Tussis	Tuss-es
Sal-is	Sal-ium	Secal-is	Secal-ium	Tuss-is	Tuss-ium
Sal-i	Sal-ibus	Secal-i	Secal-ibus	Tuss-I	Tiss-ibus
Sal	Sal-ia	Secal-e	Secal-ia	Tuss-im	Tuss-es
Sal-i	Sal-ibus	Secal-i	Secal-ibus	Tuss-i	Tuss-ibus

Übungsaufgabe Seite 56

Lithanthracis pix (Pix Lithanthracis), Lini semen (Semen Lini), Tritici amylum (Amylum Tritici), Digitalis lanatae folium (Folia Digitalis lanatae), Liquiritiae extractum siccum (Extractum Liquiritiae siccum), Glucosum anhydricum (Saccharum amylaceum anhydricum), Farfarae folium (Folia Farfarae), Farfarae flos (Flores Farfarae).

Eingestelltes Digitalis-purpurea-Pulver, Emser Salz, Wässrige Iod-Lösung (Lugolsche Lösung), Ochsengalle, Wasserfreies Natriumsulfat, Wasserfreies Natriumsulfit, Natriumiodid, Reinstes Natriumhydroxid, Muskatsamen, Mutterkorn, Pulverisiertes Mutterkornkonzentrat, Entfettetes, eingestelltes Mutterkornpulver, Steinkohlenteer, Hagebuttenschalen.

Übungsaufgabe Seite 57

Glyceroli trinitratis solutio (Nitroglycerinum solutum), Carvi fructus (Fructus Carvi), Agrimoniae herba (Herba Agrimoniae), Juniperi pseudo-fructus (Fructus Juniperi), Foeniculi amari fructus (Fructus Foeniculi), Quercus cortex (Cortex Quercus), Anisi fructus (Fructus Anisi), Anisi stellati fructus (Fructus Anisi stellati), Sinapis nigrae semen (Semen Sinapis), Acidum hydrochloridum (Acidum hydrochloricum), Spiritus ethereus (Spiritus aethereus), Hydrogenii peroxidum 30 per centum (Hydrogenium peroxydatum solutum concentratum), Ceratoniae fructus (Fructus Ceratoniae), Hyperici oleum (Oleum Hyperici), Hyperici herba (Herba Hyperici), Iodi solutio ethanolica (Tinctura Jodi), Iodi solutio aquosa (Solutio Jodi »Lugol«), Lupuli flos (Flores Humuli Lupuli, Strobuli Lupuli), Lupuli glandula (Glandulae Lupuli), Mel depuratum, Ligni carbo pulveratus (Carbo Ligni pulveratus).

Cayennepfeffersalbe, Seifenspiritus, Opodeldok, Brechsirup, Codeinphosphat-Kapseln, Thymian-Hustensaft.

Übungsaufgabe Seite 58

Species urologicae, Species nervinae, Species carminativae, Species diureticae, Species cholagogae, Species diaphoreticae, Althaeae species.

Kaliumiodid-Tabletten, Kaliumnatriumtartrat, Reinstes Kaliumhydroxid, Pomeranzenschalenöl, Acetylsalicylsäure-Tabletten, Ascorbinsäure-Tabletten, Ammoniumchlorid-Lösung.

Übungsaufgabe Seite 62

Adeps suillus, Lecithinum vegetabile, Species amaricantes, Species laxantes, Species pectorales, Ferri elixir aromaticum (Elixir Ferri aromaticum), Solutio iniectabilis, Colae extractum fluidum (Extractum Colae fluidum), Chloramphenicoli oculoguttae (Oculoguttae Chloramphenicoli), Sal Ems artificiale (Sal Ems factitium), Acidum aceticum glaciale, Dosis letalis, Faex medicinalis, Praeparationes liquidae peroraliae (Liquida peroralia), Quercus cortex concisus (Cortex Quercus concisus), Valerianae tinctura etherea (Tinctura Valerianae aetherea), Balsamum peruvianum, Essentia dulcis, Solutio infundibilis, Styli caustici.

Latschenkiefernöl, Cayennepfeffer, Resorbierbares steriles Catgut (Nahtmaterial), Kolloider Schwefel, Epinephrin-Injektionslösung, Spitzwegerichkraut, Glucose-Infusionslösung, Erdnussöl, Himbeersirup, Wollwachsalkohole.

Übungsaufgabe Seite 64

Lanae alcoholum unguentum aquosum (Unguentum Alcoholum Lanae aquosum, Eucerinum® cum aqua), Adeps lanae cum aqua (Adeps Lanae cum Aqua), Unguentum molle, Unguentum leniens, Unguentum simplex, Ricini oleum raffinatum (Oleum Ricini raffinatum), Pedi oleum raffinatum (Oleum Pedi Tauri), Species laxantes, Acidum sulfuricum fumans, Oculentum emulsificans (Unguentum ophthalmicum emulsificans), Gelatum basale hydrophobicum (Mucilago basalis hydrophobica), Spiritus camphoratus, Ferri pulvis (Ferrum pulveratum).

Cresolseifenlösung, Zusammengesetztes Terpentinliniment, Metallisches Silber, Russischer Spiritus, Calciumhydroxid, Ammoniak-Lösung, Kolloidale Goldlösung, Breitwegerichkraut, Camphersalbe, Magnesiumperoxid, Ethanolische Menthollösung, Wasserhaltige hydrophile Salbe, Kaliumhydroxidlösung.

Übungsaufgabe Seite 66

Tanaceti herba (Herba Tanaceti), Unguentum cetylicum cum aqua (Unguentum cetylicum cum Aqua), Foeniculi dulcis fructus (Fructus Foeniculi dulcis), Vini gallici spiritus cum piceae aetheroleo (Spiritus Vini gallici cum Oleo Pini), Rosae pseudo-fructus (Fructus Cynosbati sine Semine), Cynosbati semen (Semen Cynosbati), Zinci pasta cum iecoris aselli oleo (Pasta Zinci cum Oleo Jecoris), Taraxaci radix (Radix Taraxaci), Taraxaci radix cum herba (Radix Taraxaci cum Herba), Magnesii oxidum leve (Magnesia usta), Mate folium viride (Folia Mate), Oleum ad iniectabilia (Oleum pro Injectione), Ammonii chloridi solutio 20 per centum (Solutio Ammonii chlorati 20 %), Ammonii hydroxidi solutio 10 per centum (Liquor Ammonii caustici), Calcii gluconas ad iniectabile (Calcium gluconicum ad Injectionem).

Eichenrinde zum tierarzneilichen Gebrauch, Chloramphenicol-Augentropfen 0,5 Prozent, Farblose Castellansche Lösung, Weißdornblätter mit Blüten, Frische Heidelbeeren, Schleimlösende Mixtur, Rosenhonig, Bitterorangenschalen, Schwefel zum äußerlichen Gebrauch, Geschälte Süßholzwurzel, Bohnenschalen, Wasser für Injektionszwecke.

Übersetzungsaufgabe Seite 73

Acidum acetylsalicylicum (Acidum acetylosalicylicum), Acidum adipicum (Acidum adipinicum), Acidum ascorbicum (Acidum ascorbinicum), Acidum benzoicum, Acidum citricum anhydricum, Acidum boricum, Acidum hydrochloridum dilutum (Acidum hydrochloricum dilutum), Acidum folicum, Acidum glutamicum (Acidum glutaminicum), Acidum sorbicum (Acidum sorbinicum), Arsenii trioxidum (Acidum arsenicosum), Acidum salicylicum, Acidum tartaricum, Acidum trichloraceticum

Essigsäure 30%, Essigsäure 99% (Eisessig), Salpetersäure, Schwefelsäure, Schweflige Säure, Salzsäure 35% (Konzentrierte Salzsäure), Salpetrige Säure, Ameisensäure 25% (Verdünnte Ameisensäure)

Übersetzungsaufgabe Seite 75

(Natrium nitrosum) Natrii nitris, (Natrium hypochlorosum) Natrii hypochlorosis, (Kalium disulfurosum) Kalii metabisulfis, (Natrium sulfurosum anhydricum) Natrii sulfis anhydricus, (Natrium sulfurosum heptahydricum) Natrii sulfis heptahydricus

Übersetzungsaufgabe Seite 77 (oben)

Ferrosi sulfas heptahydricum (Ferrum sulfuricum – Ferrosum sulfuricum heptahydricum), Natrii metabisulfis (Natrium disulfurosum), Ferri chloridum hexahydricum (Ferrum sesquichloratum cristallisatum), Kalii acetas (Kalium aceticum), Ammnonii hydrogenocarbonas (Ammonium bicarbonicum – Ammonium hydrogencarbonicum), Bismuthi subsalicylas (Bismuthum subsalicylicum), Barii sulfas (Barium sulfuricum), Magnesii stearas (Magnesium stearinicum), Magnesii subcarbonas levis (Magnesium subcarbonicum leve), Argenti nitras (Argentum nitricum), Natrii lactatis solutio (Solutio Natrii lactici)

Natriumbenzoat, Natriumacetat-Trihydrat, Kaliumcarbonat, Kaliumdichromat, Natriumnitrit, Magnesiumaspartat- Dihydrat, Calciumpantothenat, Kaliumpermanganat, Calciumcitrat, Wasserfreies Kupfer(II)-sulfat, Wasserfreies Natriumsulfit

Übersetzungsaufgabe Seite 77 (unten)
Aluminii chloridum hexahydricum (Aluminium chloratum hexahydricum), Ammonium bromidum (Ammonium bromatum), Calcii chloridum dihydricum (Calcium chloratum siccatum), Calcii carbonas (Calcium carbonicum), Kalii bromidum (Kalium bromatum), Kalii citras (Kalium citricum), Kalii iodidum (Kalium jodatum), Magnesii chloridum 4,5 – hydricum (Magnesium chloratum 4,5-hydricum), Natrii chloridum (Natrium chloratum), Natrii carbonas anhydricus (Natrium carbonicum anhydricum), Natrii fluoridum (Natrium fluoratum), Natrii sulfis heptahydricus (Natrium sulfurosum heptahydricum)

Natriumiodid, Schweres basisches Magnesiumcarbonat, Magnesiumtrisilicat, Natriumnitrit, Quecksilber(II)-chlorid, Zinkchlorid, Zinkacetat-Dihydrat, Basisches (Bismut-), Wismutcarbonat, Zinn(II)-chlorid-Dihydrat, Kaliumhydrogentartrat.

Übungsaufgabe Seite 88
Codeinphosphat 0,02
Propyphenazon 0,3
Suppositorienmasse, dass es genug ist (die erforderliche Menge)
Mische, dass es ein Suppositorium werde;

diese Dosen sollen 10-mal gegeben werden.
Signiere: bis zu 3-mal täglich 1 Zäpfchen

Zu taxieren sind: 0,2 Codeinphosphat und 3,0 Propyphenazon
1 Suppositorium enthält in seiner Zäpfchenmasse 0,02 Codeinphosphat und 0,3 Propyphenazon
Aus der erforderlichen Suppositiorienmasse sind 10 Suppositorien anzufertigen

---

Ipecacuanhatinktur
Anisölhaltige Ammoniaklösung (zusammengesetzter Anisspiritus) zu gleichen Teilen 2,5
Thymiansirup 10,0
Konserviertes Wasser bis 100,0
Mische, gib ab, signiere: 3-mal täglich einen Messlöffel

		Zu taxieren (für 10 Kapseln)
Papaverinhydrochlorid	0,01	0,1
Phenobarbital	0,015	0,15
Coffein	0,1	1,0
Phenacetin	0,15	1,5
Propyphenazon	0,2	2,0

Mische, dass es eine Kapsel werde; diese Dosen sollen 10-mal gegeben werden.
Gib ab, signiere: 3-mal täglich eine Kapsel.

Prednisolon
Chloramphenicol zu gleichen Teilen 0,05
Erdnussöl bis 10,0
Mische, dass es eine Suspension werde
Signiere: Augentropfen

Übungsaufgabe Seite 89

Rosae pseud. fruct. (Rosae pseudo-fructus)	30,0
Til. flos (Tiliae flos)	25,0
Sambuc. flos (Sambuci flos)	35,0
Liquiritiae radix	ad 100,0

M.D.S (misce, da, signa): 1 Teelöffel mit einer 1 Tasse heißem Wasser übergießen

---

Belladon. extr. (Belladonnae extractum)	0,15
Papaver. hydrochlor. (Papaverini hydrochloridum)	0,18
Phenobarbit. (Phenobarbitalum)	0,3
Propyphenaz. (Propyphenazonum)	1,8
Massa ad supp. (Adeps solidus)	quantum satis

Misce fiat suppositorium; divide in partes aequales Nr. VI
S. (signa): Bei Anfall ein Zäpfchen einführen

Mengen : 6 = 0,405 Wirkstoff pro Zäpfchen

Alc. emulsific. nonionic. (Alcoholes emulsificantes nonionici)	2,0
Cera liq. (Cera liquida)	8,0
Chloroform. (Chloroformium)	3,0
Camphor. (Camphora)	5,0
Ammon. hydrox. sol. 10 % (Ammonii hydroxidi solutio diluta)	22,0
Aqua purificata	ad 100,0

Misce fiat Linimentum!
S. (signa): Äußerlich

Natr. nitris (Natrii nitris)	0,03
Papaverin. hydrochlor. (Papaverinum hydrochloricum)	0,04
Phenobarbital.-natr. (Phenobarbitalum-natricum)	0,03
Magnes. oxid. (Magnesii oxidum)	0,1

M. f. pulv. (Misce fiat pulvis), dent. tal. dos. No. XX

Menth. pip. tinct. (Menthae piperitae tinctura)	10,0
Gentian. tinct. (Gentianae tinctura)	10,0

M.D.S. (Misce, da, signa): 3-mal täglich 10 Tropfen

Übungsaufgabe Seite 90

Menthae piperitae folium (Pfefferminzblätter)	
Matricariae flos (Kamillenblüten)	
Valerianae radix (Baldrianwurzel)	ana partes aequales 30,0
Carvi fructus (Kümmel)	10,0

Misce, da, signa (mische, gib ab, beschrifte): 1 Esslöffel mit einer Tasse heißem Wasser übergießen

---

Kalii iodidi solutio 2,5 % (Kaliumiodidlösung 2,5 %) 200,0

Misce, da, signa (mische, gib ab, beschrifte): 2-mal täglich 1 Esslöffel

---

Foeniculi amari fructus aetheroleum (Oleum Foeniculi amari, Bitterfenchelöl)	0,5
Bismuthi subnitras ponderosus (Bismutum subnitricum ponderosum) Schweres basisches Bismutgallat	
Magnesii oxidum ponderosum (Magnesium oxydatum ponderosum) Schweres Magnesiumoxid	
ana partes aequales (zu gleichen Teilen)	20,0
Calcii carbonas (Calcium carbonicum)	ad (bis) 100,0

Misce, da, signa (mische, gib ab, beschrifte): 3-mal täglich $^1/_2$ Messlöffel voll zu nehmen

---

Prednisolonum (Prednisolon)	0,005
Nitrofuralum (Nitrofural)	0,05
Glucosum anhydricum (Wasserfreie Glucose)	1,0

Gelatina glycerolata (Glycerol-Gelatine) quantum satis (so viel wie nötig)

Misce fiat globulus vaginalis Dentur tales doses Nr. X
Mische, dass ein Globulus entsteht; diese Dosen sollen zehnmal gegeben werden.
Signa (beschrifte): Jeden 2. Abend eine Vaginalkugel einführen

---

Uvae ursi folium (Bärentraubenblätter)	35,0
Orthosiphonis folium (Orthosiphonblätter)	30,0
Betulae folium (Birkenblätter)	15,0
Equiseti herba (Schachtelhalmkraut, Zinnkraut)	15,0
Menthae piperitae folium (Pfefferminzblätter)	5,0

Misce fiant species (mische, dass es eine Teemischung werde)
Signa (beschrifte): 1 Esslöffel Tee mit einer Tasse siedendem Wasser übergießen

Übungsaufgabe Seite 97 (oben)

Ligni carbo pulveratus (Pulverisierte Holzkohle), Frangulae cortex concisus (Geschnittene Faulbaumrinde), Althaeae radix concisa (Geschnittene Eibischwurzel), Balsamum peruvianum (Perubalsam), Mixtura solvens (Schleimlösende Mixtur), Natrii citratis solutio composita (Zusammengesetzte Natriumcitrat-Lösung), Ethanolum anhydricum (Wasserfreies Ethanol), Liquiritiae pulvis compositus (Zusammengesetztes Süßholzpulver), Spiritus camphoratus (Campherspiritus), Oculentum simplex (Einfache Augensalbe), Sulfur colloidale (Kolloid(al)er Schwefel), Betulae folium concisum (Geschnittene Birkenblätter), Gentianae extractum siccum (Enziantrockenextrakt), Ammonii hydroxidi solutio 10 per centum (Ammoniak-Lösung 10 %), Solutiones orales (Orale Lösungen), Acidum boricum (Borsäure), Dextrinum (Dextrin), Aqua ad iniectabilia (Wasser für Injektionszwecke), Sapo kalinus (Kaliseife, Schmierseife), Iecoris aselli oleum (Lebertran), Sulfur ad usum externum (Schwefel zum äußerlichen Gebrauch), Aqua conservata (Konserviertes Wasser), Terra silicea purificata (Gereinigte Kieselerde), Cresoli solutio saponata (Cresolseifenlösung), Ricini olei emulsio (Rizinusölemulsion), Crataegi extractum fluidum (Weißdornfluidextrakt), Absinthii tinctura (Wermuttinktur), Liquiritiae extractum siccum (Süßholztrockenextrakt), Spiritus russicus (Russischer Spiritus), Sorbitoli solutiones infundibiles (Sorbitol-Infusionslösungen), Argentum colloidale (Kolloides Silber).

Übungsaufgabe Seite 97 (unten)

Menthae piperitae folium concisum (Geschnittene Pfefferminzblätter), Hydrogenii peroxidum 30 per centum (Konzentrierte Wasserstoffperoxid-Lösung), Iodi solutio ethanolica (Ethanolhaltige Jod-Lösung), Zinci pasta mollis (Weiche Zinkpaste), Valerianae tinctura composita (Zusammengesetzte Baldriantinktur), Paraffinum liquidum (Dickflüssiges Paraffin), Sirupus simplex (Zuckersirup), Vaselini oleum flavum (Gelbes Vaselinöl), Iecoris aselli olei unguentum (Lebertransalbe), Unguentum aromaticum (Aromatische Salbe), Acidum lacticum (Milchsäure), Mixtura solvens (Schleimlösende Mixtur), Ammonii hydroxidi solutio anisata (Anisölhaltige Ammoniaklösung), Collodium salicylatum (Salicylcollodium), Paraffini liquidi emulsio perorales (Paraffinöl-Emulsion zum Einnehmen), Guttae ophthalmicae (Augentropfen), Linimentum ammoniatum (Flüchtiges Liniment), Suppositoria antihaemorrhoidalia (Zäpfchen gegen Hämorrhoiden), Natrii chloridi solutio isotonica (Isotonische Kochsalzlösung), Tinctura carminativa (Blähungstreibende Tinktur), Acidi acetylsalicylici compressi (Acetylsalicylsäure-Tabletten), Zinci oxidi lotio (Zinkoxidschüttelmixtur), Silicii dioxidum praecipitatum (Gefälltes Siliciumdioxid), Sapo medicatus (Medizinische Seife), Emplastrum saponatum (Seifenpflaster), Sulfuris unguentum compositum (Zusammengesetzte Schwefelsalbe), Sulfur in filis (Schwefel in Fäden), Phenolum liquefactum (Verflüssigtes Phenol), Menthae piperitae folium (Pfefferminzblätter), Pepsini vinum (Pepsinwein), Opii tinctura normata (Eingestellte Opiumtinktur), Secale cornutum (Mutterkorn), Scillae bulbus (Meerzwiebel), Melissae folium (Melissenblätter), Mate folium viride (Grüne Mateblätter).

Übungsaufgabe Seite 98
Species nervinae (Beruhigender Tee), Species laxantes (Abführtee), Mel depuratum (Gereinigter Honig), Ligni carbo pulveratus (Gepulverte Holzkohle), Faex medicinalis (Medizinische Hefe), Vini gallici spiritus (Franzbranntwein), Formaldehydi solutio saponata (Formaldehyd-Seifenlösung), Spiritus ethereus (Etherweingeist, Hoffmanns Tropfen), Sal Ems artificiale (Künstliches Emser Salz), Althaeae species (Eibischtee), Collodium elasticum (Elastisches Collodium), Limonis aetheroleum (Citronenöl), Cinchonae cortex (Chinarinde), Spiritus camphoratus (Campherspiritus), Species pectorales (Brusttee), Sirupus emeticus (Brechsirup), Acidi borici solutio (Borsäurelösung), Betulae pix (Birkenteer), Belladonae folium extractum siccum normatum (Eingestellter Belladonnablättertrockenextrakt), Valerianae extractum siccum (Baldrianwurzeltrockenextrakt), Plumbi emplastrum (Bleipflaster), Vaselinum album ophthalmicum (Augenvaselin), Plumbi emplastri unguentum (Bleipflastersalbe), Acidi formicici solutio spirituosa (Ameisenspiritus), Lanae alcoholum unguentum (Wollwachsalkoholsalbe), Pepsini vinum (Pepsinwein), Adeps lanae cum aqua (Wasserhaltiges Wollwachs), Absinthii tinctura composita (Zusammengesetzte Wermuttinktur).

Übungsaufgabe Seite 104
hydrophob (lipophil), Diastole, Hypertonie, praeoperativ, exogen, anabol, Kontraktion, Synthese.

Übungsaufgabe Seite 118
Erkrankung mehrerer peripherer Nerven durch Diabetes, Atemstillstand, Hornhautentzündung des Auges, Entzündung des Dick- und Dünndarms, Künstliche Öffnung der Luftröhre, Spiegelung der Luftröhrenhauptäste, Unterfunktion der Schilddrüse, Entfernung des Wurmfortsatzes (Blinddarmoperation), Bauchspeicheldrüsenentzündung, Bauchfelldialyse, Vermehrter Gallenfarbstoffanteil im Blut, Nierensteinerkrankung, fehlende Harnausscheidung, Bauchhöhlenschwangerschaft, Ausbleiben der Monatsblutung, (altersbedingtes) Aufhören der Monatsblutungen, Auftreten eines Diabetes mellitus während der Schwangerschaft, Gebärmutterkrebs, Geschwulst aus Muskelgewebe, Krankheitserscheinungen in den Tagen vor der Monatsblutung, unter der harten Hirnhaut liegendes Blutgerinnsel.

Übungsaufgabe 1, Seite 156
Es handelt sich um Dezimalverdünnungen von Urtinkturen in verschiedenen Verdünnungsgraden. Schierling Dil. D3, Ambra Dil. D6, Rektifiziertes Petroleum Dil. D8, Kokkelskörner Dil. D4.

Übungsaufgabe 2, Seite 156
Fenchel-Urtinktur; Hirtentäschel-Urtinktur, Zaunrüben-Urtinktur, Benediktenkraut-Urtinktur, Schöllkraut-Urtinktur aus den Blüten, Augentrost-Urtinktur, Gottesgnadenkraut-Urtinktur, Löffelkraut-Urtinktur, Johanniskraut-Urtinktur.

Übungsaufgabe 3, Seite 156

– ethanol. Decoctum	Ansatz mit Ethanol wird unter Rückfluss im Sieden gehalten.
– ethanol. Infusum	Ansatz mit Ethanol wird mit siedendem Wasser übergossen
– ferm 33b	Fermentation nach der Vorschrift 33b
– spag. Zimpel	Spagyrische Urtinktur nach Zimpel
– ethanol. Digestio	Auszug des Ansatzes mit Ethanol bei 37 °C
– 3c	Herstellung der Urtinktur und der flüssigen Verdünnungen nach Vorschrift 3c
– 3b	nach Vorschrift 3b
– spag. Krauß	Spagyrische Urtinktur nach Krauß
– Rh	Vergärung im Warm-Kalt-Rhythmus

Übungsaufgabe 4, Seite 156
Christophskraut-Urtinktur, Ackergauchheil-Urtinktur, Osterluzei-Urtinktur; Hafer-Urtinktur, Schierling-Urtinktur, Berberitzen-Urtinktur aus den Früchten, Kümmel-Urtinktur, Stechapfel-Urtinktur, Pfaffenhut-Urtinktur, Ruprechtskraut-Urtinktur, Stechapfel-Urtinktur aus den getrockneten Blättern, Lungenmoos-Urtinktur, Seidelbast-Urtinktur, Smilax (Sarsaparille)-Urtinktur, Lebensbaum-Urtinktur, Birken-Urtinktur aus den Blättern, Efeu-Urtinktur, Geißrauten-Urtinktur aus den getrockneten Samen, Wachholder-Urtinktur aus den getrockneten Früchten, Rosmarin-Urtinktur aus den frischen Blättern, Beereneiben-Urtinktur, Mistel-Urtinktur.

Übungsaufgabe 5, Seite: 157
Das homöopathische Arzneimittel enthält Urtinktur-Verdünnungen vom:
Aconitin (Alkaloid des Eisenhutes)
Atropinsulfat
Quecksilber(II)-cyanid

Übungsaufgabe 6, Seite 157
100 ml Tropflösung enthalten Urtinkturen von:
Löwenzahn, Ringelblume, Leptandra-Wurzel, Sonnenhut, Kanadische Gelbwurz, Kanadische Blutwurz.
Flüssige Verdünnungen der Urtinkturen von:
Arsen(III)-oxid 1 : 10^8, Schöllkraut 1 : 100, Kermesbeere 1 : 100, Mariendistel 1 : 10, Condurango 1 : 10, Bärlapp 1 : 100

Übungsaufgabe 7, Seite 157
Die Tropflösung enthält Verdünnungen der Urtinkturen von:
Enzian, Steinklee, Honigbiene, Ruprechtskraut, Hauhechel, Lebensbaum, Salbeigamander, Labkraut, Waldrebe, Sumpfdotterblume, Mauerpfeffer, Calciumfluorid, Brennnessel, Braunwurz, Walnuss, Natriumsulfat, gefälltem Siliciumdioxid, Ehrenpreis, Schwefel.

Stichwortverzeichnis